# 固定义齿实训教程

主　编：李　爽　彭玉英
副主编：朱　旭　何洋洋　孙　亮
参　编：朱　旭（铁岭卫生职业学院）
　　　　齐　欣（沈阳金赛义齿制作中心）
　　　　孙　亮（沈阳金赛义齿制作中心）
　　　　李　爽（铁岭卫生职业学院）
　　　　何洋洋（铁岭卫生职业学院）
　　　　周佳兴（沈阳金赛义齿制作中心）
　　　　荣道龙（沈阳金赛义齿制作中心）
　　　　秦月娇（沈阳金赛义齿制作中心）
　　　　彭玉英（铁岭卫生职业学院）
　　　　富冰冰（沈阳金赛义齿制作中心）
　　　　蒋　丽（沈阳金赛义齿制作中心）

北京工业大学出版社

**图书在版编目（CIP）数据**

固定义齿实训教程 / 李爽，彭玉英主编 . — 北京 ：
北京工业大学出版社， 2020.4（2023.2重印）
ISBN 978-7-5639-7342-2

Ⅰ . ①固… Ⅱ . ①李… ②彭… Ⅲ . ①义齿学－教材
Ⅳ . ① R783.6

中国版本图书馆 CIP 数据核字（2020）第 061530 号

## 固定义齿实训教程
GUDING YICHI SHIXUN JIAOCHENG

**主　　编**：李　爽　彭玉英
**责任编辑**：李　艳
**封面设计**：点墨轩阁
**出版发行**：北京工业大学出版社
　　　　　　（北京市朝阳区平乐园 100 号　邮编：100124）
　　　　　　010-67391722（传真）　　bgdcbs@sina.com
**经销单位**：全国各地新华书店
**承印单位**：三河市元兴印务有限公司
**开　　本**：710 毫米 ×1000 毫米　1/16
**印　　张**：9
**字　　数**：180 千字
**版　　次**：2020 年 4 月第 1 版
**印　　次**：2023 年 2 月第 2 次印刷
**标准书号**：ISBN 978-7-5639-7342-2
**定　　价**：45.00 元

# 前　言

　　本实训教程为校企合作共建教程，适用于中高职院校口腔医学技术专业。本教程的编写建立在铁岭卫生职业学院与沈阳金赛义齿制作中心深度合作的基础上，依托于双方共建项目——省级现代学徒制建设完成。本着科学、实用的原则，实训内容包括了传统的固定义齿加工流程，同时也涵盖了数字化义齿修复技术。口腔固定修复工艺技术包括可卸代型技术、计算机辅助设计与制作（CAD-CAM）、包埋与铸造技术、打磨抛光技术、瓷修复技术。

　　本教程的编写得到了铁岭卫生职业学院、沈阳金赛义齿制作中心以及沈阳超星教育科技有限公司的大力配合与支持！教程中的图片均由沈阳金赛义齿制作中心提供，由沈阳超星教育科技有限公司负责制作。在此表示感谢！同时，也向参与编写的全体人员表示深深的敬意！感谢你们辛勤的付出和精益求精的敬业精神！

　　由于编写时间仓促，加之编者水平及经验有限，书中难免会有不妥之处，恳请各位读者批评指正！

# 目  录

# 实训一 双钉代型技术

双钉代型技术操作流程：模型修整—打孔—粘钉—加模型底座—切割模型—分离代型—代型修整。

## 单元一 模型修整

### （一）模型检查

结合设计单检查模型，如图 1-1-1 所示。

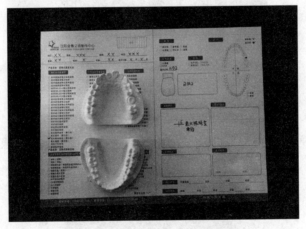

图 1-1-1 结合设计单检查模型

### （二）模型修整

1.修整模型底部

（1）拇指在颊侧、食指在舌侧，两手拿稳模型后轻压在模型修整机的砂片上，修整模型底部，如图 1-1-2 所示。

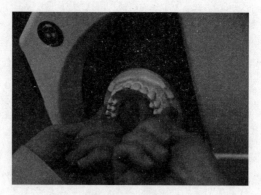

图 1-1-2　修底

（2）修整后的模型底部与牙合平面平行，颈缘至模型底的厚度为 1cm，如图 1-1-3 所示。

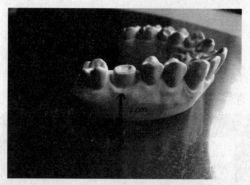

图 1-1-3　厚度

2. 修整模型后缘

（1）把模型放在模型修整机的操作台上，推动模型使其后缘与砂片接触，磨除多余石膏，如图 1-1-4 所示。

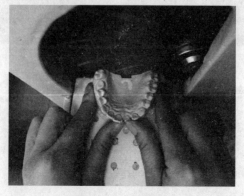

图 1-1-4　修后缘

（2）修整时注意保持后缘与底面垂直。

3.修整模型唇颊侧

（1）双手拿住模型，手在模型修整机的操作台上有支点。

（2）将模型略倾斜，磨除唇颊侧边缘多余的石膏，如图 1-1-5 所示。

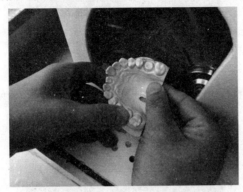

**图 1-1-5　修唇颊侧**

注意：操作中拿稳模型，防止因抖动而损伤基牙和邻牙。

4.修整模型舌侧

（1）先用石膏锯锯掉模型舌侧内缘大部分多余的石膏，如图 1-1-6 所示。

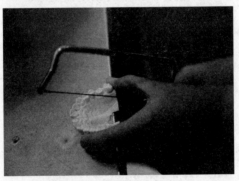

**图 1-1-6　锯舌侧石膏**

（2）再用舌侧修整机精修模型舌侧，如图 1-1-7 所示。

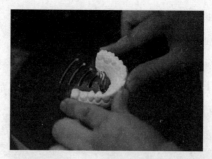

图 1-1-7　舌侧修整

（3）修整后的模型呈马蹄状，底面颊舌径的宽度为 1cm，如图 1-1-8 所示。

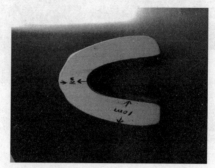

图 1-1-8　修整后的模型

# 单元二　打孔、粘钉

## （一）打孔

### 1. 画线

（1）在基牙颊舌面的近远中两侧，沿平行基牙牙长轴方向，用标记笔各画两条分割标记线，如图 1-2-1 所示。

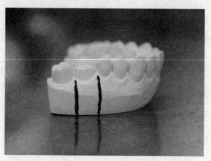

图 1-2-1　标记线

（2）将分割线延伸到基牙的底面，在颊舌向画中线。

（3）在中线上标记三等分的两个点，即为颊舌径上2个钉的位置。

（4）在基牙牙合面标记出代型钉孔的位置，如图1-2-2所示。

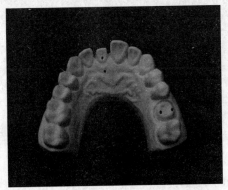

图1-2-2　钉孔位置

（5）工作模型其余部份，在底面上取颊舌径对应的中点，近远中向画中线，标记中线的三等分点，在模型表面标记出2个代型钉孔的位置，如图1-2-3所示。

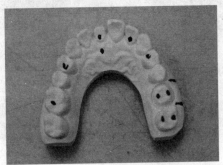

图1-2-3　其他钉孔位置

2. 打孔

（1）打开种钉机电源，将石膏模型放在工作台上，如图1-2-4所示。

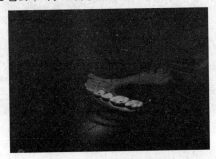

图1-2-4　放置模型

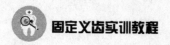 

（2）将模型表面上的标记点对准红色指示光标，如图 1-2-5 所示。

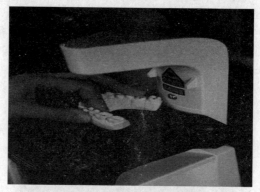

图 1-2-5　标记点对准光标

（3）双手同时向下按压石膏模型，高速运转的钻头在模型底部形成钉孔后，迅速抬手，具体如图 1-2-6、图 1-2-7 所示。

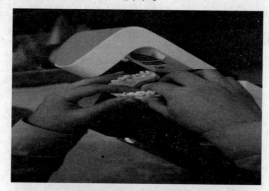

图 1-2-6　打孔

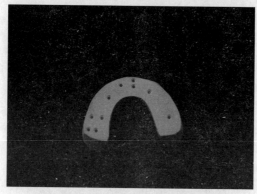

图 1-2-7　形成钉孔

注意：操作中保持模型在工作台上稳定、不移位。

## （二）粘钉

（1）用气枪吹净钉孔内的石膏粉末，如图 1-2-8 所示，并检查画好的钉孔有无遗漏。

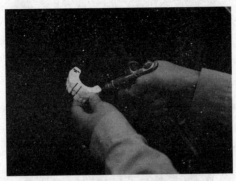

图 1-2-8　吹净粉末

（2）用 502 胶将代型钉粘固于孔内，过程如图 1-2-9、图 1-2-10、图 1-2-11 所示。若钉孔较大，可用 502 胶沾少许硬石膏。

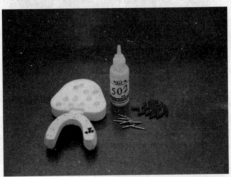

图 1-2-9　准备粘钉

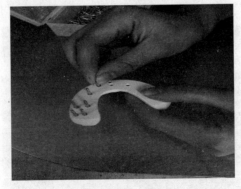

图 1-2-10　粘钉

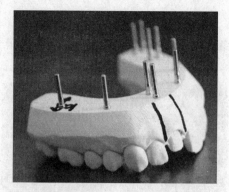

图 1-2-11　粘钉完成

注意：代型钉的固位部分要插到底，如图 1-2-12 所示。

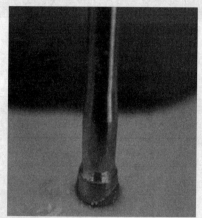

图 1-2-12　代型钉的固位

（3）粘钉完成后检查代型钉有无松动。

（4）用手术刀去除钉周围多余的胶水。

（5）将塑料钉鞘套（钉帽）戴入代型钉，如图 1-2-13 所示。

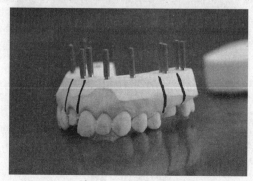

图 1-2-13　戴钉帽

（6）钉鞘套要戴到底，如图 1-2-14 所示。

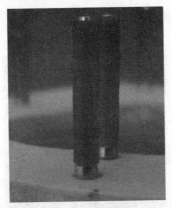

图 1-2-14　钉鞘套戴入位置

# 单元三　加模型底座

## （一）工作模型加底座

（1）在工作模型底面及侧缘均匀涂布分离剂，如图 1-3-1 所示。

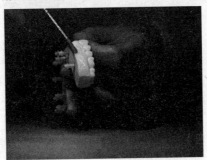

图 1-3-1　涂分离剂

（2）根据模型的大小选择合适的橡胶底座，如图 1-3-2 所示。

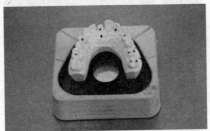

图 1-3-2　选择底座

（3）依据硬石膏的水粉比例（24ml 水 /100g 粉），量取适量的水和石膏粉。

（4）按照先水后粉的顺序放入真空搅拌杯中，先手工调拌至无干粉，如图 1-3-3 所示。

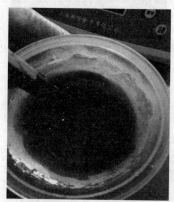

图 1-3-3　手工调拌

（5）盖上杯盖，将真空搅拌杯放在真空搅拌机上，抽真空搅拌 40～60 秒，如图 1-3-4 所示，然后释放真空，将其取下。

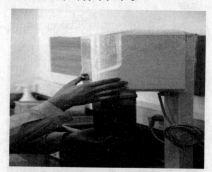

图 1-3-4　真空搅拌

（6）将调拌好的硬石膏注入橡胶底座中，如图 1-3-5 所示。

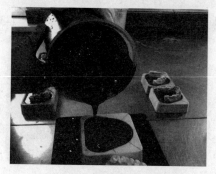

图 1-3-5　硬石膏注入底座

（7）将模型中线与橡胶底座中线对准（如图 1-3-6 所示）后，垂直压入底座中，如图 1-3-7 所示，代型钉接触底座的底部，模型的牙合平面与底座平面平行。

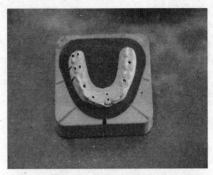

图 1-3-6　中线对齐

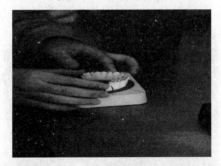

图 1-3-7　工作模型压入底座

（8）去除底座溢出的石膏，保持模型干净。

**（二）对殆颌模型加底座**

（1）选择大小合适的硬质塑料底座，注入调拌好的硬石膏。

（2）将模型与底座中线对齐，靠近底座前缘将模型压入硬石膏中，如图1-3-8 所示。

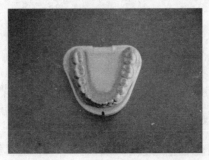

图 1-3-8　对殆模型加底座

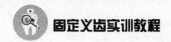 

（3）牙颈缘线与底座盒上缘之间的距离约为 1cm，如图 1-3-9 所示。

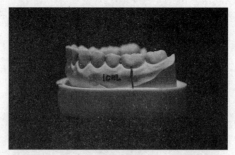

图 1-3-9　牙颈缘线与底座上缘的距离

（三）分离工作模型底座

（1）待 1 小时后硬石膏凝固，去除橡胶底座。

（2）一手握住工作模型，一手用橡皮锤轻敲底座中央，将模型从石膏底座中脱出，如图 1-3-10 所示。

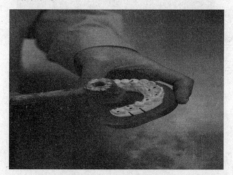

图 1-3-10　敲底座

（四）修整底座

（1）用模型修整机粗磨底座的后壁，如图 1-3-11 所示。

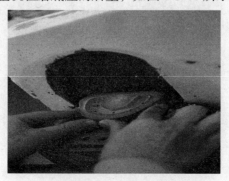

图 1-3-11　修底座后壁

（2）修整底座侧壁，如图 1-3-12 所示。

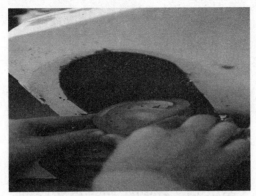

图 1-3-12　修整底座侧壁

（3）修整底座的上面，如图 1-3-13 所示。

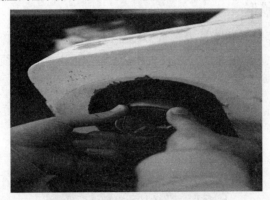

图 1-3-13　修整底座的上面

（4）最后用砂纸打磨底座的表面，使其光滑无棱角、圆顺，具体如图 1-3-14 所示。

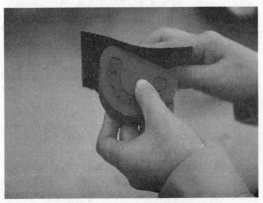

图 1-3-14　打磨底座

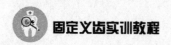

（5）通孔，以保障底座的钉孔通畅，如图 1-3-15 所示。

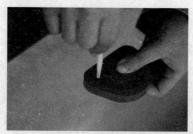

图 1-3-15　底座通孔

# 单元四　切割模型、分离代型

## （一）切割模型

（1）检查模型与底座是否密合；基牙拔出及插入是否顺畅。

（2）沿基牙近远中邻面与牙长轴平行画切割线，与标记线相同，如图 1-4-1 所示。

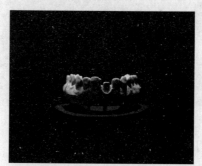

图 1-4-1　画切割线

（3）左手扶稳模型，眼睛注视分割线，选用 0.2mm 厚的 U 形石膏锯，沿切割线锯开模型，如图 1-4-2 所示。

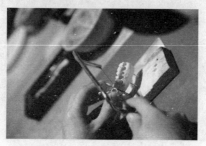

图 1-4-2　切割模型

注意：操作中不能损伤基牙、肩台和邻牙的邻面；切割时不能中途停止退出锯条。

**（二）分离代型**

（1）将代型连同复位钉从模型上分离，如图1-4-3所示。

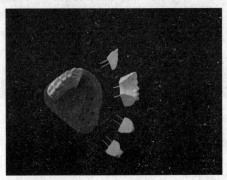

图1-4-3 分离代型

（2）保持复位钉和底座表面干净、无异物。

# 单元五 代型修整

**（一）刻边缘线**

（1）用手术刀沿肩台边缘线的外缘刻线。

注意：只是加深龈沟（如图1-5-1所示），不能加宽肩台。

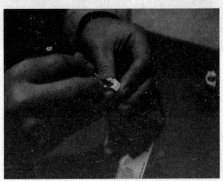

图1-5-1 加深龈沟

（2）刮平边缘线外的牙龈，清晰暴露出肩台线，如图1-5-2所示。

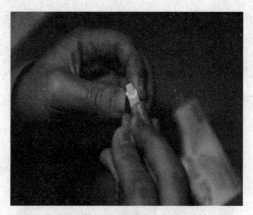

图 1-5-2　暴露出肩台线

**（二）填补倒凹**

（1）调拌少许硬石膏。

（2）用手术刀挑取少量硬石膏，在基牙外形高点线与颈缘间，手术刀刃平行于就位道，沿基牙的轴面，转动手术刀填平倒凹，如图 1-5-3 所示。

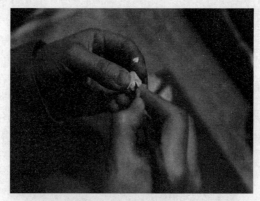

图 1-5-3　填平倒凹

**（三）边缘线龈方的修整**

（1）打开排风，选取大号球钻，从基牙一侧轴面角开始，与肩台呈 30° 角，逆时针方向，打磨修整代型肩台线下方的石膏，如图 1-5-4 所示，磨除深度约为球钻直径的 1/2。

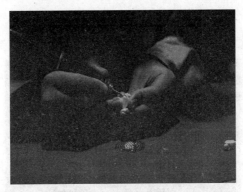

图1-5-4　边缘线龈方修整

（2）再选用裂钻修整龈方，细打磨使其表面顺滑，如图1-5-5所示。

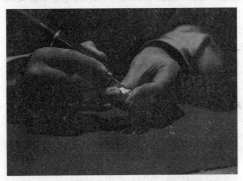

图1-5-5　磨平龈方表面

## （四）边缘线分离

在放大镜下，用更加精细的小号球钻修整肩台线下方靠近边缘线的区域，使边缘线分离，如图1-5-6所示。

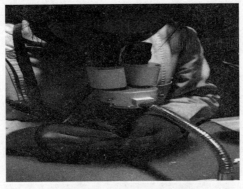

图1-5-6　使边缘线分离

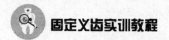

（五）边缘区的确认和标记

（1）在放大镜下，沿肩台边缘用红笔画边缘线，如图 1-5-7 所示。

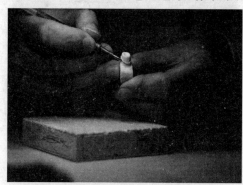

图 1-5-7　标记边缘线

（2）在颈缘线涂模型强化剂，以保护代型肩台，如图 1-5-8 所示。

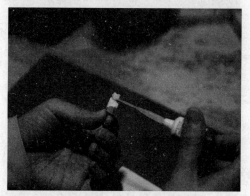

图 1-5-8　涂模型强化剂

# 实训二　上牙殆架

## 单元一　检查牙殆架

上牙殆架又称转移颌位关系，是确定了正确的颌位关系后，将上下颌模型用石膏正确地固定在牙殆架上的操作过程，如图 2-1-1 所示。

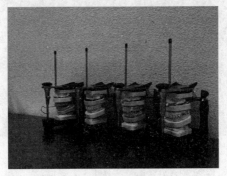

图 2-1-1　上牙殆架

（1）先将指针指向"0"度，如图 2-1-2 所示，再将切导盘推到头。

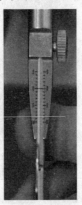

图 2-1-2　指针指向"0"度

19

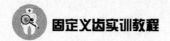

（2）将垂直杆与切导盘接触，如图 2-1-3 所示。

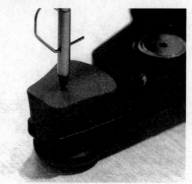

图 2-1-3　将垂直杆与切导盘接触

（3）将指针推到头，如图 2-1-4 所示。

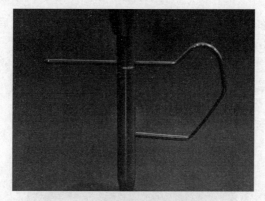

图 2-1-4　将指针推到头

（4）先将牙𬌗架后部髁导固定，如图 2-1-5 所示。最后检查上、下颌体上磁性铁片的完整性。

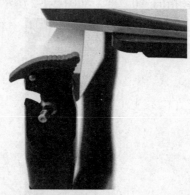

图 2-1-5　固定髁导

# 单元二　上牙殆架

## （一）确定牙殆平面

（1）先取皮筋固定在牙殆架上，前部固定在指针上方，后部固定在双侧卡沟，确定牙殆平面，如图 2-2-1 所示。

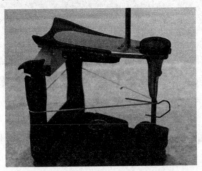

**图 2-2-1　确定牙合平面**

（2）再取一底板吸附在下颌体，然后把橡皮泥粘在其底板上，如图 2-2-2 所示。

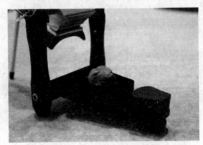

**图 2-2-2　放置橡皮泥**

（3）最后将下颌模型粘在橡皮泥上，使牙殆架指针恰好指向下颌中切牙切缘近中邻接点处以确定下颌模型位置，如图 2-2-3 所示。

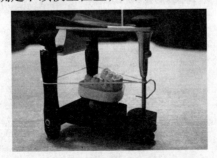

**图 2-2-3　确定下颌模型位置**

（4）此时下颌模型牙𬌗平面与皮筋的水平面保持平行，以此确定下颌模型牙𬌗平面位置，如图 2-2-4 所示。

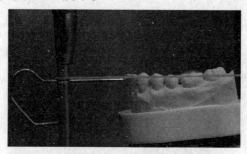

图 2-2-4　确定下颌模型牙𬌗平面位置

**（二）确定咬𬌗**

（1）从牙𬌗架上取下下颌模型，按照咬𬌗关系将上颌、下颌模型对位，用热熔胶固定，如图 2-2-5 所示。

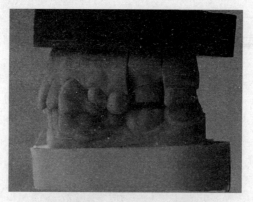

图 2-2-5　用热熔胶固定模型

（2）将固定好的上颌、下颌模型放回牙𬌗架原位，如图 2-2-6 所示。

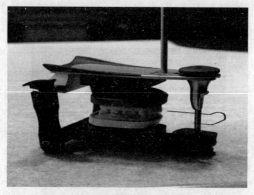

图 2-2-6　将模型放回牙𬌗架原位

**（三）固定上颌模型**

（1）调拌硬石膏。

（2）将上颌模型固定在上颌体上，如图 2-2-7 所示。

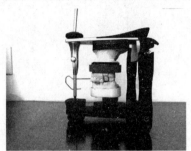

**图 2-2-7  固定上颌模型**

**（四）固定下颌模型**

（1）待石膏凝固后，取出橡皮泥，再调拌硬石膏固定下颌模型，如图 2-2-8 所示。

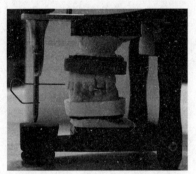

**图 2-2-8  固定下颌模型**

（2）在固定模型的硬石膏上标记出制作单编号，如图 2-2-9 所示，便于以后操作。

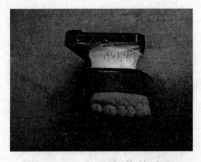

**图 2-2-9  标记制作单编号**

23

# 实训三　数字化扫描技术

数字化扫描技术包括口内采集与口外采集。口内采集是使用口内扫描仪采集患者牙齿数字印模；口外采集包括印模扫描和模型扫描。

数字化义齿的设计采用数字化扫描技术，在患者口内或石膏模型上获取三维重建的数据后，使用牙科专用的 CAD 软件设计并输出修复体三维数据的过程。

数字化义齿的制作依靠数控机床和快速成型设备，将"计算机蜡型"直接转化成修复体的技术，分为数控铣削技术（CNC）与快速成型技术（RP），即3D 打印技术。

下面以模型扫描为例，介绍数字化义齿的扫描技术。

## 单元一　订单创建界面用户操作

单击桌面3Shape 牙科系统（3Shape Dental System）快捷方式启动应用软件，进入订单创建界面，如图 3-1-1 所示，订单创建界面包含主菜单、工作流程栏、订单、订单筛选器、预览窗口、所选项目信息等选项。

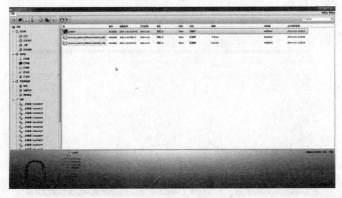

图 3-1-1　订单创建界面

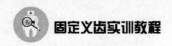

（一）主菜单

主菜单可以包含至多三个选项卡，如订单、收件箱（Inbox）和 3Shape 通信收件箱（Communicate Inbox），具体取决于程序和加密狗的设置。

（二）工作流程栏

工作流程栏包括可根据订单和流程步骤进行更改的工作流程按钮与打开 3Shape 应用程序的按钮。

（三）订单

选择所需订单，使用工作流程栏中的按钮或右键单击选中的项目以执行进一步处理。

（四）订单筛选器

对牙科经理（Dental Manager）中的订单进行排序、搜索和显示（日期、状态和其他）。

（五）预览窗口

显示选定模型的预览。按住鼠标按钮时可以在预览区域旋转模型，滚动鼠标滚轮可缩放模型，双击预览区域可以打开订单三维预览表格。

（六）所选项目的信息

显示已选择的任何订单或项目的信息。

# 单元二　单冠的模型扫描

（一）新建订单

单击订单创建主界面图标 ，如图 3-2-1 所示。

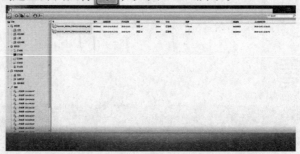

图 3-2-1　单击订单创建主界面图标

### （二）填写订单

订单表格界面如图 3-2-2 所示，其主要包括基本信息、订单设置、扫描设置、订单详细信息等内容。

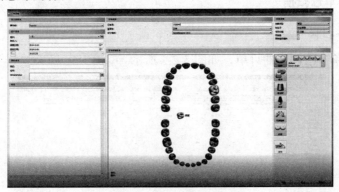

**图 3-2-2　订单表格界面**

1. 基本信息

技工所信息：加工所名称及操作技师的姓名；

客户信息：填写发出订单的医院或诊所名称；

患者信息：姓氏、名字、临床照片；

2. 订单设置

建立准确订单号：每个订单都会生成一个订单编号，也可自行编写；

重要性选择：可根据患者情况选择，多为"正常"。

3. 扫描设置

对象类型：模型、印模、数字印模；

对𬌗牙：根据实际情况点选对应选项；

邻牙扫描：是否有分割代型，根据实际情况选择。

4. 订单详细信息

选择牙位：将鼠标放在备选牙位上，单击此牙将被圆圈标记。

选择设计修复体类型：全解剖冠、基底冠、桩核、嵌体等。

选择修复体材料：氧化锆、纯钛、蜡、玻璃陶瓷等；

选择加工机器：铣削 $R0.4mm$、铣削 $R0.5mm$。

注意：订单填写过程一定要认真仔细，订单确认之前务必认真核对。

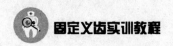

**（三）订单确认**

订单填写完成，仔细核对后，单击"确定"。

**（四）单冠扫描**

*1. 准备扫描*

（1）单击已创建的订单，如图 3-2-3 所示。

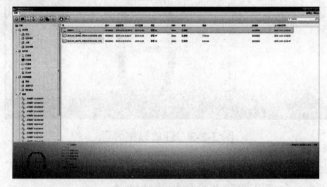

**图 3-2-3　单击已创建的订单**

（2）进入扫描界面，如图 3-2-4 所示，开始扫描。

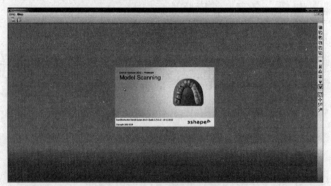

**图 3-2-4　进入扫描界面**

*2. 将制备件牙弓放入扫描仓*

将制备件牙弓（工作模型）唇面朝向接口板弓形的前端，打开扫描仓，放入工作模型，如图 3-2-5 所示。工作模型需用专用橡皮泥固定在接口板上，模型在接口板上要稳固，避免在扫描过程中移位。

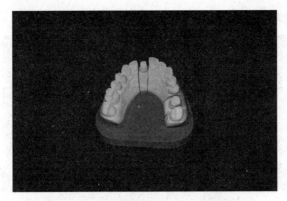

**图 3-2-5 将制备件牙弓放入扫描仓**

3. 进行扫描

（1）单击下一步，开始扫描制备件牙弓，如图 3-2-6 所示。

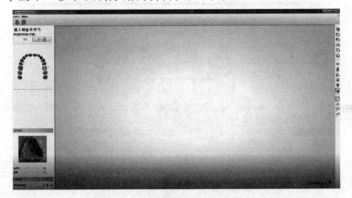

**图 3-2-6 开始扫描制备件牙弓**

（2）完成对制备件牙弓的初步扫描，如图 3-2-7 所示。

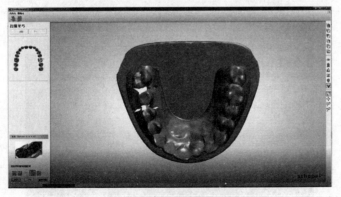

**图 3-2-7 初步扫描制备件牙弓**

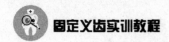

（3）选定详细扫描的制备件牙弓区域，如图 3-2-8 所示。

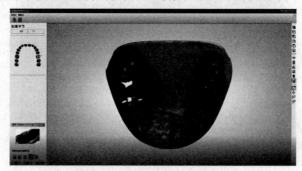

图 3-2-8    选定详细扫描的制备件牙弓区域

根据软件提示，从扫描仪取出制备件牙弓，在基牙颊侧标记牙位，如图 3-2-9 所示，然后，单击"确定"按钮。

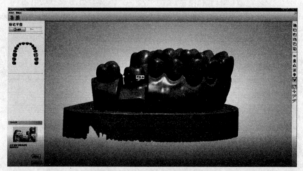

图 3-2-9    标记牙位

5. 扫描对𬌗模型

（1）将对𬌗牙弓模型稳定地固定到接口板，放入扫描仓，如图 3-2-10 所示。

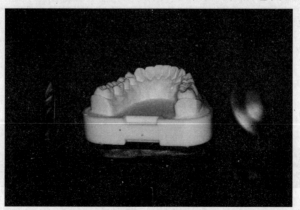

图 3-2-10    将对𬌗牙弓模型放入扫描仓

（2）依软件提示插入对殆牙弓模型，如图 3-2-11 所示。

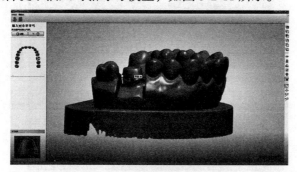

**图 3-2-11　插入对殆牙弓模型**

（3）扫描对殆牙弓模型，如图 3-2-12 所示。

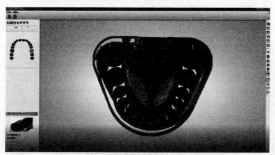

**图 3-2-12　扫描对殆牙弓模型**

6. 固定上下颌模型

（1）依据软件提示，将上下颌模型固定好，如图 3-2-13 所示。

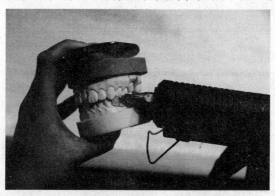

**图 3-2-13　固定上下颌模型**

（2）将模型唇面朝向扫描仪内部放入工作仓，如图 3-2-14 所示，开始扫描咬殆关系。

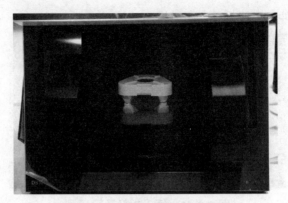

图 3-2-14　将模型放入工作仓

7. 修整对𬌗模型

修整对𬌗模型（对𬌗牙弓模型），单击"确定"按钮，如图 3-2-15 所示。

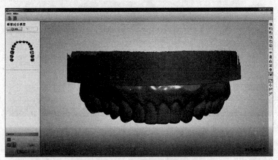

图 3-2-15　修整对𬌗模型

8. 扫描上下颌牙弓

单击"下一步"，进入"扫描上下颌牙弓"页面，如图 3-2-16 所示。扫描完成后，依据软件提示，移除牙弓。

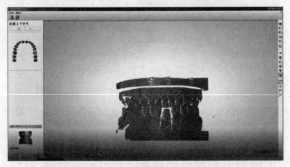

图 3-2-16　扫描上下颌牙弓

### 9. 与制备件牙弓模型对齐

依据软件提示，将上下颌模型对齐制备件牙弓模型，如图 3-2-17 所示。可选择自动对位，也可在每个模型上各选一点，依次单击"应用""确定"按钮。

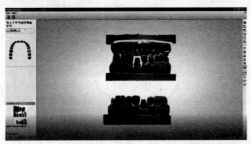

**图 3-2-17　将上下颌模型对齐制备件牙弓**

### 10. 对齐对𬌗牙弓

在每个模型上各选一点，依次单击"应用""确定"按钮，如图 3-2-18 所示。

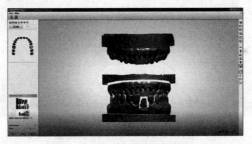

**图 3-2-18　对齐对𬌗牙弓**

### 11. 扫描单个代型

（1）依据软件提示，将代型的唇（颊）侧朝向接口板弓形的前端，并固定于接口板中心位置，放入扫描仓，如图 3-2-19 所示。

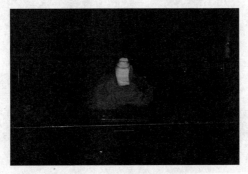

**图 3-2-19　将代型放入扫描仓**

注意：在扫描过程中代型与底座必须完全复位密合。

（2）单击"下一步"按钮，进入扫描牙齿界面，如图 3-2-20 所示。

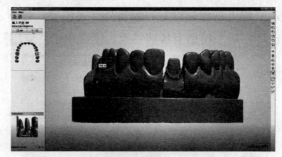

图 3-2-20　扫描牙齿界面

（3）开始扫描单个代型，如图 3-2-21 所示。

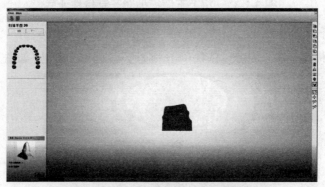

图 3-2-21　扫描单个代型

12.扫描完成，检查数字模型是否完整清晰

（1）从扫描仓取出代型，如图 3-2-22 所示。

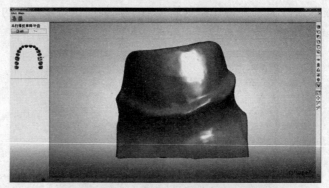

图 3-2-22　从扫描仓取出代型

（2）保存数据，扫描完成，如图 3-2-23 所示。

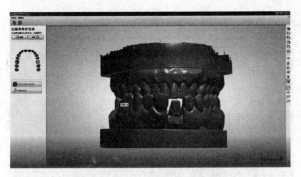

图 3-2-23 扫描和保存完成

# 单元三 框架桥的模型扫描

## （一）启动软件，建立订单

（1）输入基本信息、订单编号、扫描设置及修复体类型等信息，单击"扫描"按钮，开始创建订单，如图 3-3-1 所示。

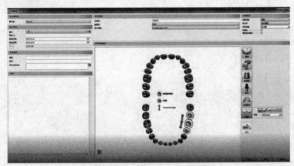

图 3-3-1 创建订单

（2）打开已创建的订单图，如图 3-3-2 所示。

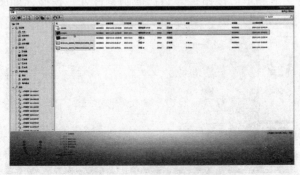

图 3-3-2 已创建的订单图

35

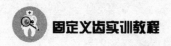

固定义齿实训教程

（3）进入扫描界面，如图 3-3-3 所示。

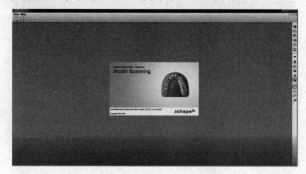

图 3-3-3　进入扫描界面

**（二）扫描制备件牙弓模型**

（1）将模型固定在接口板中心，唇面朝向接口板弓形前端，稳固放置于扫描仓内，如图 3-3-4 所示。

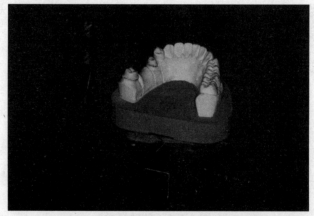

图 3-3-4　制备件牙弓模型放入扫描仓

（2）单击"下一步"按钮，开始扫描制备件牙弓模型，如图 3-3-5 所示。

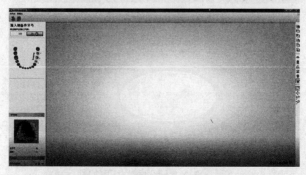

图 3-3-5　开始扫描制备件牙弓模型

36

（3）初步扫描牙弓模型，如图3-3-6所示。

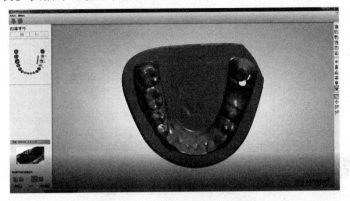

图 3-3-6 初步扫描牙弓模型

（4）选择详细扫描区域，如图3-3-7所示，单击"继续"按钮。

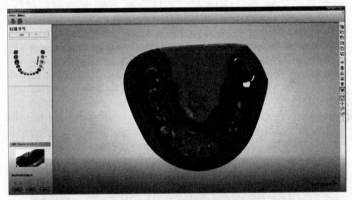

图 3-3-7 详细扫描牙弓模型

（5）扫描完成后，依据软件提示，从扫描仪移除牙弓模型，如图3-3-8所示。

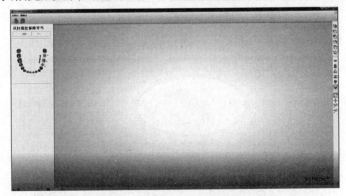

图 3-3-8 从扫描仪移除牙弓模型

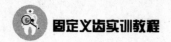

（6）依次标记牙齿，如图 3-3-9 所示，单击"确定"按钮。

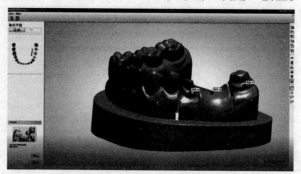

图 3-3-9　依次标记牙齿

**（三）扫描对𬌗牙弓模型**

（1）将对𬌗牙弓模型稳定地固定到接口板，唇面朝向扫描仪内侧，放入扫描仓，如图 3-3-10 所示。

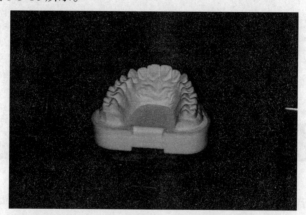

图 3-3-10　将对𬌗牙弓模型放入扫描仓

（2）单击"下一步"按钮，开始扫描对𬌗牙弓模型，如图 3-3-11 所示。

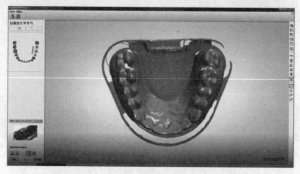

图 3-3-11　开始扫描对𬌗牙弓模型

（3）选择详细扫描区域，如图 3-3-12 所示，然后单击"继续"按钮。

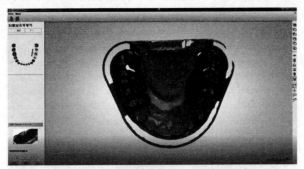

图 3-3-12　详细扫描对𬌗牙弓模型

（4）对𬌗牙弓模型扫描完成，如图 3-3-13 所示。

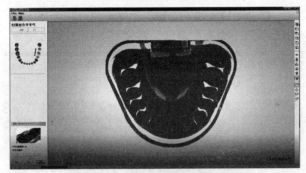

图 3-3-13　对𬌗牙弓模型扫描完成

## （四）扫描咬𬌗关系

（1）用红蜡片恢复咬𬌗高度，确认咬𬌗关系后，用热熔胶将上下颌牙弓模型固定，如图 3-3-14 所示。

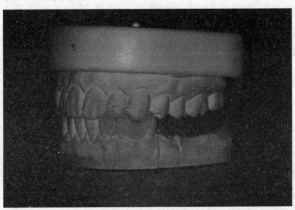

图 3-3-14　固定上下颌模型

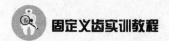 

（2）将固定好的上下颌牙弓模型放入扫描仓内，如图 3-3-15 所示。

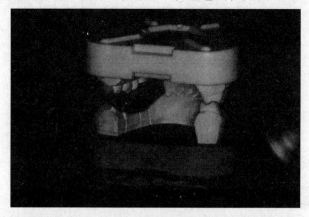

**图 3-3-15　将上下颌牙弓模型放入扫描仓**

（3）修整对殆模型，单击"确定"按钮，如图 3-3-16 所示。

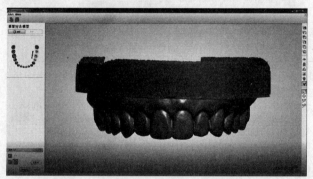

**图 3-3-16　修整对殆模型"确定"界面**

　　（4）进入"插入上下牙弓，前端面向扫描仪内部"界面，单击"下一步"按钮，准备扫描上下颌牙弓模型，如图 3-3-17 所示。

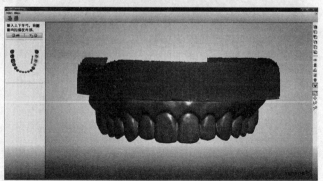

**图 3-3-17　准备扫描上下颌牙弓模型**

（5）对上下颌牙弓模型进行扫描，如图 3-3-18 所示。

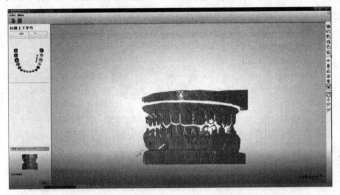

图 3-3-18　扫描上下颌牙弓

（6）依据软件提示，移除上下颌牙弓，如图 3-3-19 所示。

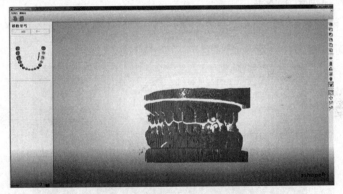

图 3-3-19　移除上下颌牙弓

（7）在两个工作模型上各选择一个对应点，将上下颌牙弓模型与制备件牙弓模型对齐，如图 3-3-20 所示，然后单击"应用"按钮。

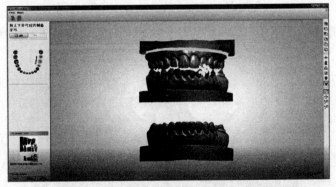

图 3-3-20　将上下颌牙弓模型与制备件牙弓对齐

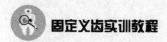 

（8）在两个对𬌗模型上各选择一个对应点，将上下颌牙弓模型与对𬌗模型对齐，如图 3-3-21 所示，然后依次单击"应用""确定"按钮。

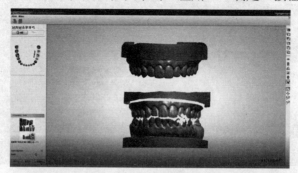

图 3-3-21　将上下颌牙弓模型与对𬌗模型对齐

**（五）扫描单个代型**

（1）根据软件提示插入单个代型。将单个代型置于接口板中心位置，唇面朝向扫描仪内部，固定于扫描仓内，如图 3-3-22 所示。

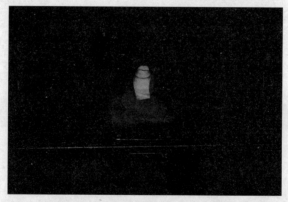

图 3-3-22　将单个代型固定于扫描仓内

（2）单击"下一步"，开始逐个扫描单个代型，如图 3-3-23 所示。

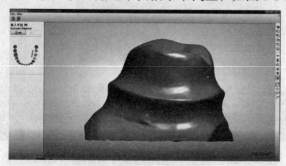

图 3-3-23　扫描单个代型

（3）依据软件提示，依次将代型固定好后，放入下一个代型，如图 3-3-24 所示。

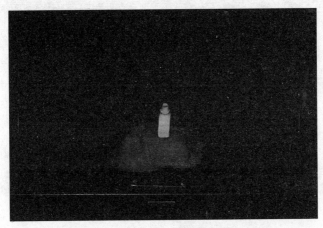

图 3-3-24 将下一个代型放入扫描仓内

（4）单击"下一步"，开始扫描代型，如图 3-3-25 所示。

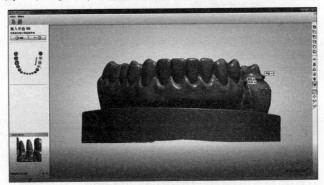

图 3-3-25 开始扫描代型

（5）扫描完成，依据软件提示，将代型从扫描仪中移除，如图 3-3-26 所示。

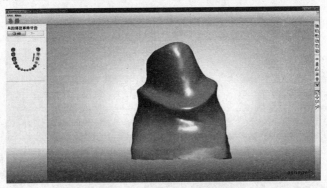

图 3-3-26 从扫描仓中移除代型

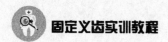

（6）扫描完成，保存数据，如图 3-3-27 所示。

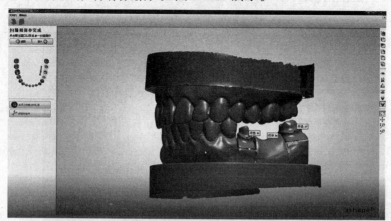

图 3-3-27　扫描和保存完成

# 实训四 数字化义齿的设计

## 单元一 CAD 软件用户界面操作

CAD 软件用户界面，如图 4-1-1 所示，可分为导航栏、订单概览、设计步骤、设计工具、工作流程栏、设计窗口、可视化滑动条、查看工具 8 个部分。

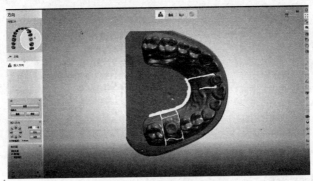

图 4-1-1 CAD 用户界面

**（一）导航栏**

导航栏用于继续下一个步骤或返回上一个步骤以及预览可以查看的设计结果。

**（二）订单概览**

订单概览用于快速提供有关当前工作的信息。

（1）鼠标停留在此处时显示工作名称和牙齿编号信息。

（2）选择需要制作修复体的牙位时单击鼠标左键，出现"选择 Smile 数据库"窗口，如图 4-1-2 所示。

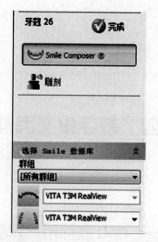

图 4-1-2　选择 Smile 数据窗口

（3）单击下拉菜单将会出现修复体形态数据库，如图 4-1-3 所示，可根据需要自行选择。

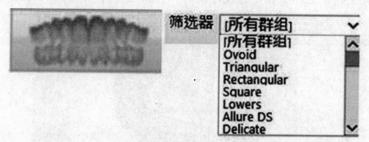

图 4-1-3　修复体形态数据库

（三）设计步骤

每一个设计步骤可包括数个子步骤。

（四）设计工具

"设计步骤"中的每一个特定步骤都有相应的工具包，单击相应步骤后即可使用。

（1）当订单概览出现 Smile Composer 窗口时，对应的设计工具包如图 4-1-4 所示。其雕刻功能适用于单颗或多颗牙齿的操作。Smile Composer 与雕刻工具包结合，在"设计解剖结构"的步骤适用于牙冠、桥体、牙桥和全口义齿。

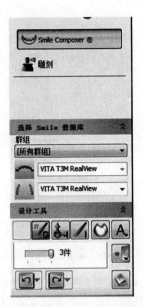

**图 4-1-4　Smile Composer 窗口对应的工具包**

（2）处于建模流程时，出现如图 4-1-5 所示的窗口，可帮助设置修复体正确的戴入方向。

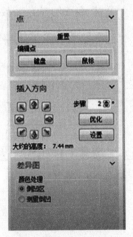

**图 4-1-5　建模时对应的工具包**

（3）处于设计过程时，会出现雕刻工具包窗口，如图 4-1-6 所示，可进行修复体的设计。雕刻工具包各部件详细说明如表 4-1-1、表 4-1-2、表 4-1-3、表 4-1-4、表 4-1-5、表 4-1-6、表 4-1-7、表 4-1-8 所示。

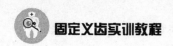
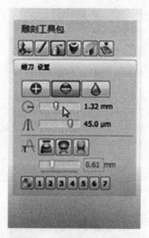

图 4-1-6　雕刻工具包窗口

表 4-1-1　雕刻工具包各部件说明

| 序号 | 图标 | 名称 | 功能 |
|---|---|---|---|
| 1 | | 整体转换 | 移动、按比例缩放并旋转模型 |
| 2 | | 变形 | 拖动修复体的特定部件对其塑形；将鼠标放在修复体的任何部分并按需要移动所选部分 |
| 3 | | 蜡刀 | 添加或移除模型上的材料或进行其表面的平滑 |
| 4 | | 附着体 | 将一个附着体放置到任意适用范围的修复体上 |
| 5 | | 平面切削 | 利用平面来切削设计的项目 |
| 6 | | 接触点和平滑 | 指定材料的所需最小厚度；适配到对殆牙的距离；平滑整个设计项目的表面 |

表 4-1-2　整体转换工具

| 图标 | |
|---|---|
| 工具名称 | 整体转换 |
| 功能 | 移动、按比例缩放并旋转模型 |
| 操作方法 | a.通过单击和拖动其中一个标记为红色的中心点，旋转模型。相邻箭头说明定向的方向<br>b.拖动蓝色的点，通过向侧边移动，更改模型顶部的形状<br>c.拖动绿色的点，通过向侧边、前后和上下移动，更改整个模型的形状<br>d.按住 Ctrl 键仅会将缩放模式从按比例缩放切换成单向缩放 |

48

表 4-1-3 变形工具

| 图标 | |
|---|---|
| 工具名称 | 变形 |
| 功能 | 拖动修复体的特定部件来进行其塑形：将鼠标放在修复体的任何部分并按需要移动所选部分 |
| 操作方法 | A.将鼠标放在修复体的任何部分并按需要移动所选部分<br>提示：按需要单击并拖动有色控制点，使用这些点进行变形<br>按住 Shift 键会移动相同颜色的所有区域；<br>按住 Ctrl 键移动与表面垂直（正交）的指定区域；<br>鼠标向上移动会放大该区域；鼠标向屏幕下方移动会缩小该区域；<br>按住 Alt 键会添加 / 移除控制点<br>B.变形设置：通过拖动工具栏，设置变形应用程序的半径 / 影响区域大小。<br>幅度可以通过按住 Shift 键并移动鼠标滚轮加以更改 |

表 4-1-4 蜡刀工具包（一）

| 图标 | | | | | |
|---|---|---|---|---|---|
| | | | | | |
| 功能 | 添加或移除模型上的材料或进行其表面的平滑 | | | | |
| | 添加模型上的材料 | 移除模型上的材料 | 平滑材料的表面 | 选择蜡刀影响范围的幅度和程度 | 按后面有其中一个数字的按钮以存储当前的工具设置 |
| 操作方法 | 选择选项并单击模型 | | | 使用两个滑动条（或分别使用 Shift > 鼠标滚轮和 Ctrl > 鼠标滚轮） | 只要按下数字即可恢复任何设置 |

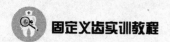

表 4-1-5　蜡刀工具包（二）

| 图标 | | | | | |
|---|---|---|---|---|---|
| 功能 | 添加或移除模型上的材料或进行其表面的平滑 | | | | |
| | 将添加 ⊕ ／移除 ⊖ 材料总量限制为某个值，该值用位于阈值参考按钮下方的滑块设置 | 制备扫描件，阈值从制备扫描件测量。可用来形成与邻牙的邻面接触 | 对殆扫描件，阈值从对殆扫描件测量。可用来形成与对殆牙的咬殆接触点 | 代型接口界面，阈值从制备代型接口界面测量。可用来定义牙冠、内冠所需的壁厚 | 邻牙倒凹，用于调整牙冠以避免发生邻牙倒凹 |

表 4-1-6　附着体工具

| 图标 | |
|---|---|
| 名称 | 附着体 |
| 功能 | 将附着体放置到任意适用范围的修复体上 |

表 4-1-7　平面切削工具

| 图标 | |
|---|---|
| 名称 | 平面切削 |
| 功能 | 利用平面来切削设计的项目 |

表 4-1-8　接触点和平滑工具包

| 图标 | | | | | |
|---|---|---|---|---|---|
| 名称 | 接触点和平滑工具包 | | | | |
| | 最小厚度 | 到对殆牙所需距离 | 到对殆牙的精确距离 | 到邻牙所需距离 | 平滑 |

50

续表

| 功能 | 指定材料所需最小厚度 | 切削修复体以适配对颌模型，确保正确的咬颌 | 能在保留接触区域的解剖结构的同时将设计切削以适配对颌牙 | 切削以适配邻牙 | 平滑整个设计项目表面 |
|---|---|---|---|---|---|
| 操作方法 | 单击"强制执行最小厚度"按钮 ▶，以自动强制执行各材料指定的最小厚度 | 定义所需的距离，然后单击"切削以适配对颌牙"▶按钮执行该操作 | 定义所需的距离，然后单击"精确切削以适配对颌牙"▶按钮执行该操作 | 定义所需的距离，然后单击"切削以适配邻牙"▶按钮执行该操作 | 单击主窗口中或订单概览中的所需修复体，再单击"平滑整个表面"▶按钮，即可捕获并保存屏幕截图 |

（4）边缘线设置　如图 4-1-7 所示，详细说明如表 4-1-9 所示。

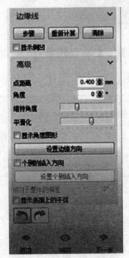

图 4-1-7　边缘线设置

表 4-1-9　边缘线设置

| 序号 | 项目名称 | 功能 |
|---|---|---|
| 1 | 点距离 | 定义自动获取的样条上每点之间的距离 |
| 2 | 角度 | 边缘方向与"红色铅笔"边缘线算法中使用的角度之间的角度差异 |
| 3 | 维持角度 | 定义角度值的重要性 |

| 序号 | 项目名称 | 功能 |
|---|---|---|
| 4 | 平滑化 | 自动获取的线条上应用的后处理量 |
| 5 | 显示角度图形 | 复选框启用或禁用高级角度图形 |
| 6 | 设置边缘方向 | 代表当前代型的方向并且可以帮助更精确地放置边缘线 |
| 7 | 设置个别插入方向 | 提供了个别代型的替代方向,该方向会适于某些牙桥订单 |
| 8 | 预览 | 查看结果 |
| 9 | 下一步 | 转到下一步骤——"代型接口界面" |

(5)代型接口界面设置 如图4-1-8所示,详细内容如表4-1-10所示。

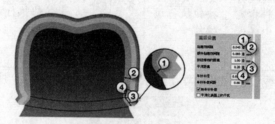

图 4-1-8　代型接口界面

表 4-1-10 代型接口界面设置

| 序号 | 项目名称 | 功能 |
|---|---|---|
| 1 | 黏着剂间隙 | 边缘线区域附近为黏着剂预留的空间 |
| 2 | 额外黏着剂间隙 | 接口界面上部为黏着剂预留的空间 |
| 3 | 到边缘线的距离 | 从边缘线到黏着剂间隙和额外黏着剂间隙边界线之间的距离 |
| 4 | 平滑距离 | 在边界线周围,平滑过渡两种黏着剂空间 |
| 5 | 车针半径 | 应用的球形车针工具的半径(只有在加工步骤中使用铣削机器时才有意义) |
| 6 | 车针补偿间距 | 边缘线距应用车针半径的距离 |
| 7 | 新车针补偿 | 使用改进的车针补偿功能;新车针补偿可取得更好和更平滑的结果,节省空间,为最终修复体预留更多空间 |
| 8 | 平滑表面上的干扰 | 启用时可平滑表面上的干扰 |

（6）内冠高级设置如图 4-1-9 所示，详细内容如表 4-1-11 所示。

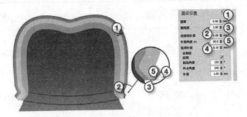

图 4-1-9　内冠高级设置

表 4-1-11　内冠高级设置

| 序号 | 项目名称 | 功能 |
|---|---|---|
| 1 | 壁厚 | 补偿的正常量，亦即内冠的厚度 |
| 2 | 壁高 | 边缘线到标记施加壁厚区域开始的边界线的距离 |
| 3 | 边缘线补偿、补偿角度#1和延伸补偿 | 用于定义靠近边缘线的覆盖形状 |
| 4 | 舌侧边 | 设置定义内冠的舌侧边 |
| 5 | 起始角度 | 舌侧边的起始角度 |
| 6 | 终点角度 | 舌侧边的终点角度 |
| 7 | 补偿 | 为舌侧边区域内应用的补偿 |

## （五）工作流程栏

工作流程栏显示建模流程的主要步骤，具体步骤因当前所设计的订单而有所不同，详细内容如表 4-1-12 所示。

表 4-1-12　工作流程栏

| 序号 | 图标 | 项目名称 | 功能 |
|---|---|---|---|
| 1 | | 订单 | 随时回到订单表格做概览和调整 |
| 2 | | 制备 | 在接下来的三维建模前带您到制备扫描件的步骤 |
| 3 | | 分析模型 | 为义齿设计设置咬合平面、特征点和牙龈边界 |
| 4 | | 测量和填补倒凹 | 用蜡填补倒凹 |

| 序号 | 图标 | 项目名称 | 功能 |
|---|---|---|---|
| 5 | | 边缘线 | 放置并编辑边缘线 |
| 6 | | 方向 | 前往定义插入方向的步骤 |
| 7 | | 设计解剖形态的放置 | 定义初始设计的步骤 |
| 8 | | 接口界面 | 定义接口界面的步骤 |
| 9 | | 设计框架 | 设计框架的步骤 |
| 10 | | 设计基台 / 桩核 | 设计基台的步骤 |
| 11 | | 设计解剖结构 | 设计修复体解剖元件（如牙冠）的步骤 |
| 12 | | 设计全口义齿 | 前往设计全口义齿的步骤 |
| 13 | | 设计托盘 | 前往设计个性化的托盘步骤 |
| 14 | | 建模 | 3Shape Model Builder™ 进行建模 |
| 15 | | 完成 | 核实完成的修复体并添加最后的修整 |
| 16 | | 放入 Block 中 | 将修复体放入 Block 中以便后续的 CAD Block 铣削 |
| 17 | | 保存 | 将完成的修复体导出到用于电脑辅助制作设施的输入文件 |
| 18 | | 发送 | 将准备好的订单发送给制造商 |

（六）设计窗口

鼠标放在模型上点住左键可拖动模型，点住右键可旋转模型，滚轮缩放模型。

## （七）可视化滑动条

可以使用这些滑块更改模型透明度，从不同角度查看模型及其部件，还可查看其他信息。要调整可见性，可左键单击图标，并向两侧拖动，详细内容如表 4-1-13 所示。

表 4-1-13　可视化滑动条

| 序号 | 图标 | 名称 | 功能 |
|---|---|---|---|
| 1 | | 制备件 | 提高或降低制备扫描件的透明度 |
| 2 | | 对殆牙 | 提高或降低对殆牙的透明度 |
| 3 | | 切削邻牙 | 激活时，切削模型的邻牙，使您在旋转时，可以从侧面查看模型 |
| 4 | | 非激活项目 | 提高或降低未建模修复体的透明度 |
| 5 | | 激活项目 | 提高或降低已建模修复体的透明度 |
| 6 | | 擦撞线 | 显示模型与邻牙和/或对殆牙的擦撞点 |
| 7 | | 倒凹 | 提高或降低倒凹的透明度 |
| 8 | | 厚度图 | 显示模型厚度的彩色图 |
| 9 | | 距离图 | 利用彩色图显示模型至对殆牙和/或至邻牙的距离 |
| 10 | | 最小厚度 | 为所选材料显示最小的表面厚度 |
| 11 | | 不可铣削区域 | 显示模型上无法通过所选半径的车针铣削的区域<br>车针半径是通过将滑块向两侧拖动而选择的 |
| 12 | | 附着体 | 用来调整附着体的可见性 |
| 13 | | 牙殆架 | 切换牙殆架的可见性 |
| 14 | | 扫描基台 | 提高或降低扫描基台的透明度 |

| 序号 | 图标 | 名称 | 功能 |
|---|---|---|---|
| 15 | | 种植体 | 提高或降低种植体的透明度 |
| 16 | | 接口界面 | 提高或降低基台接口界面的透明度 |
| 17 | | 基托 | 提高或降低基台基托的透明度 |
| 18 | | 螺丝 | 提高或降低基台螺丝的透明度 |
| 19 | | 坯件 | 显示/隐藏基台坯件 |
| 20 | | 螺丝孔 | 显示基台中的螺丝孔方向 |
| 21 | | 预制备件 | 提高或降低预制备扫描件的透明度 |
| 22 | | 双制备件 | 提高或降低双制备扫描件的透明度 |
| 23 | | 蜡型牙桥 | 提高或降低蜡型牙桥扫描件的透明度 |
| 24 | | 蜡型 | 提高或降低蜡型扫描件的透明度 |
| 25 | | 套筒冠 | 提高或降低套筒冠的透明度 |
| 26 | | 解剖结构的设计 | 提高或降低解剖结构的透明度 |
| 27 | | 框架设计 | 提高或降低框架的透明度 |

## （八）查看工具

在不同的情况下找到最佳的可视化效果，详细内容如表 4-1-14 所示。

表 4-1-14　查看工具

| 序号 | 图标 | 名称 | 功能 |
|---|---|---|---|
| 1 | | 关闭订单 | 关闭当前订单 |
| 2 | | 设计模式 | 在全屏模式下打开设计窗口 |
| 3 | | 保存模型 | 保存所有在建模过程已应用的操作 |

| 序号 | 图标 | 名称 | 功能 |
|---|---|---|---|
| 4 |  | 专业模式 | 启用时会启动设计工具中的"高级"设置 |
| 5 |  | 视图 | 通过视图按钮可以在标准视角之间切换：前视图、后视图、顶视图 |
| 6 |  | 设置前视图 | 允许设置模型的前视图，旋转模型找到最佳的前视图并单击"设置前视图" |
| 7 |  | 距离测量 | 可以测量修复体与邻牙间距离、制备扫描件和对殆牙的距离以及修复体厚度 |
| 8 |  | 点拖动 | 更改所有功能样条点拖动的角度 |
| 9 |  | 二维横截面 | 提供更好的模型检验的二维横截面 |
| 10 |  | 虚拟咬殆 | 可在解剖结构设计步骤中实现虚拟咬殆 |
| 11 |  | 测量网格 | 可测量网格中心到所需点的距离 |
| 12 |  | RealView | 如果在订单表格中没有选择临床照片，按该按钮会打开浏览器让您选择临床照片 |
| 13 |  | 验证 | 根据在 Dental System Control Panel 预先设置（或手动定义）的最小标准值来评估修复体并标记需要修正的区域 |
| 14 |  | 边界框 | 概述修复体的激活元件或整个修复体的边界 |
| 15 |  | 创建屏幕截图 | 获取当前模型位置的屏幕截图并允许向屏幕截图添加备注 |
| 16 |  | 透视图 | 启用透视图，以便更加自然地查看模型 |
| 17 |  | 配置二维覆盖 | 允许使用患者微笑的二维图像，并使用预定义的引导模板对齐牙齿 |
| 18 |  | 显示注释 | 在模型上显示注释 |

续表

| 序号 | 图标 | 名称 | 功能 |
|------|------|------|------|
| 19 | | 材料着色器 | 利用相应的颜色标记三维模型部件，模仿真正修复材料的表面 |
| 20 | | 显示扫描仪获取的纹理 | 启用用于查看扫描件上的手绘标记的模式。此功能仅适用于可摘局部义齿和代型（牙冠、框架） |
| 21 | A2 | 齿色测量 | 在彩色扫描件上查看、添加或移除从 TRIOS 收到的齿色测量 |
| 22 | | 在数据库模型上显示纹理 | 在 Smile Composer 选择 RealView Smile 数据库后，会出现激活的图标，即可使用纹理可视化 |

# 单元二　单冠的数字化设计

## （一）基底冠

（1）打开 3shape 设计软件，单击已扫描订单，如图 4-2-1 所示。

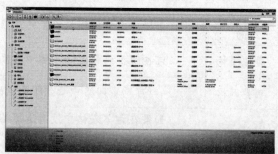

图 4-2-1　单击已扫描的订单

（2）进入订单设计页面，如图 4-2-2 所示。

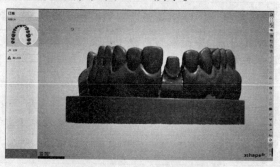

图 4-2-2　进入订单设计页面

（3）通过标志点确定基底冠的就位方向，如图 4-2-3 所示。

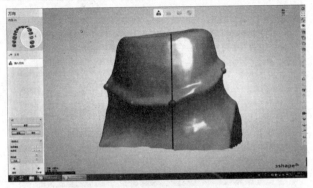

图 4-2-3　确定基底冠的就位方向

（4）确定基底冠的边缘线，如图 4-2-4 所示，注意避免边缘线进入倒凹。边缘线设置可参考前述 CAD 软件用户界面操作中对应内容。

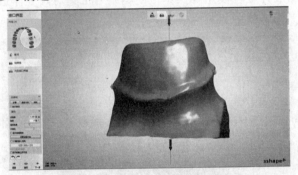

图 4-2-4　确定基底冠的边缘线

（5）涂布间隙剂（间隙涂料）。代型接口界面（如图 4-2-5 所示）设置可参考 CAD 软件用户界面操作中对应内容。本订单设置不选择车针补偿，黏着剂间隙 0.01mm，额外黏着剂间隙 0.06mm。完成后单击"下一步"按钮。

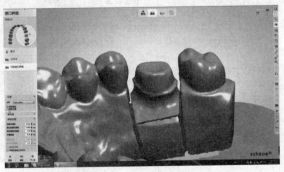

图 4-2-5　代型接口界面

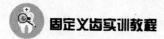

（6）设置内冠参数，如图 4-2-6 所示，内冠厚度选择 0.6mm，预留上瓷空间 1.5mm。

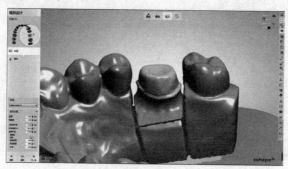

图 4-2-6

（7）打开雕刻工具包，如图 4-2-7 所示，使用整体转换工具对修复体进行移动、按比例缩放并旋转模型等操作，使用蜡刀工具对修复体进行加减设计、抹平、过顺等，然后单击"下一步"按钮。

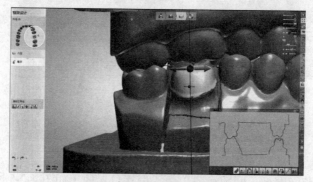

图 4-2-7　打开雕刻工具包

（8）设计完成，先检查、保存，然后单击"关闭"按钮，如图 4-2-8 所示。

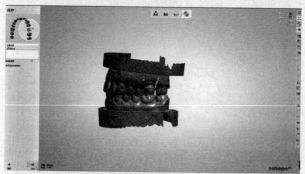

图 4-2-8　设计完成保存与关闭

**（二）单冠**

（1）打开 3shape 设计软件，建立订单，如图 4-2-9 所示。

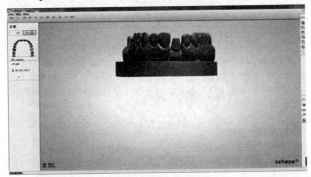

**图 4-2-9 建立订单**

（2）通过标志点确定单冠的就位方向，如图 4-2-10 所示。

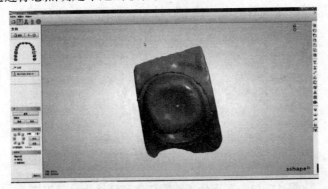

**图 4-2-10 确定单冠的就位方向**

（3）确定单冠的边缘线，如图 4-2-11 所示，注意避免边缘线进入倒凹。软件自动标记的边缘线只能作为参考，技师应通过手动调节进行必要的修改，并仔细检查边缘线是否正确。完成后，单击"确定"按钮。

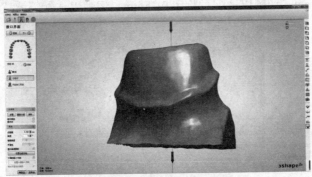

**图 4-2-11 确定单冠的边缘线**

61

（4）涂布间隙剂。设定代型接口界面参数，如图 4-2-12 所示。本订单设置不选择钻孔补偿，黏着剂间隙为 0.01mm，额外黏着剂间隙 0.06mm，单击"确定"按钮。

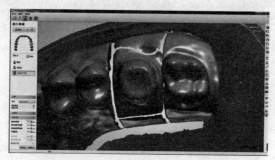

图 4-2-12　设定代型接口界面参数

（5）选择 Smile Compose 数据库，结合雕刻工具包摆正牙齿位置、调整牙体大小及形态，完成后单击"确定"按钮，如图 4-2-13 所示。

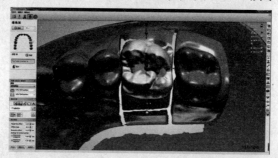

图 4-2-13　摆正牙齿位置与调整牙体大小及形态

（6）利用雕刻工具包精修解剖形态，如图 4-2-14 所示。使用整体转换工具移动、按比例缩放并旋转模型；利用变形工具拖动修复体的特定部件进行塑形；使用蜡刀添加或移除模型上的材料，或进行其表面的平滑；设置强制执行最小厚度 0.6mm，切削以适配对𬌗牙 0.25mm，切削以适配邻牙"-0.05mm"。

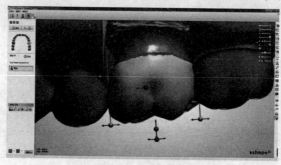

图 4-2-14　精修解剖形态

（7）模拟牙殆架，检查前伸牙殆、侧方牙殆，进一步使用雕刻工具包，精细雕刻咬殆面尖窝形态，如图 4-2-15 所示。

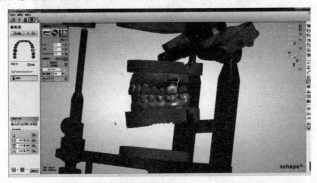

图 4-2-15　精细雕刻咬殆面尖窝形态

（8）精修完成后，单击"确定"按钮，如图 4-2-16 所示。

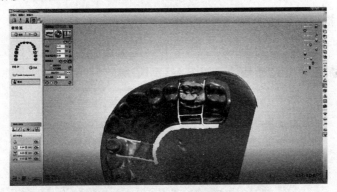

图 4-2-16　确定精修完成

（9）依次单击"完成""下一"按钮，如图 4-2-17 所示。

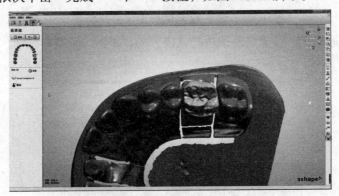

图 4-2-17　单击"完成""下一"按钮

（10）单击"关闭"按钮（如图 4-2-18 所示），保存设计。

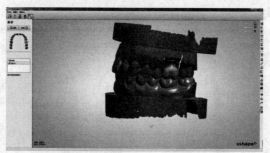

图 4-2-18　单击"关闭"按钮

# 单元三　固定桥的数字化设计

## （一）框架桥设计

（1）建立订单。打开 3shape 设计软件，导入数字模型信息，根据订单信息，建立数字化加工单并选择基牙，如图 4-3-1 所示。

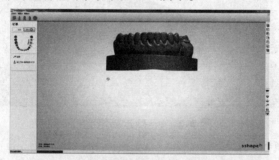

图 4-3-1　建立数字化加工单并选择基牙

（2）通过标志点确定框架桥的就位方向，单击"确定"按钮，如图 4-3-2 所示。

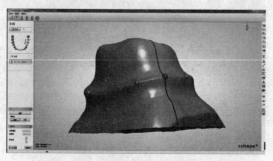

图 4-3-2　确定框架桥的就位方向

（3）确定框架桥的边缘线，单击"确定"按钮，如图 4-3-3 所示。

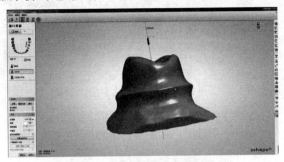

图 4-3-3　确定框架桥的边缘线

（4）涂布间隙剂。确定间隙剂厚度，与基底冠设计相同，单击"确定"按钮，如图 4-3-4 所示。

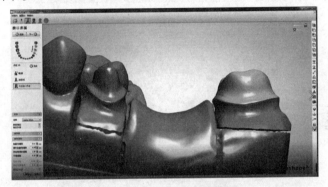

图 4-3-4　确定间隙剂厚度

（5）依次设计框架桥基牙，单击"确定"按钮，如图 4-3-5 所示。

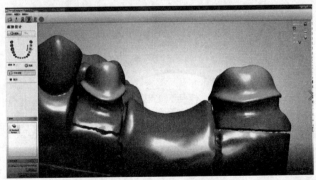

图 4-3-5　确定框架桥基牙

（6）利用雕刻工具包对桥体进行的设计，如图 4-3-6 所示，通过整体转换工具移动、摆放桥体位置。

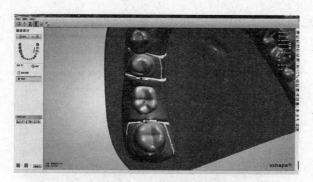

**图 4-3-6　对桥体进行设计**

（7）单击界面右侧查看工具"二维横截面"，如图 4-3-7 所示，预留上瓷空间。

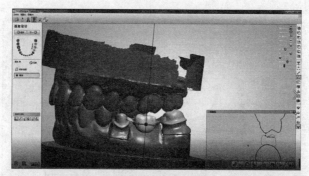

**图 4-3-7　查看工具"二维横截面"**

（8）单击"内冠"，设置内冠各项参数，本订单氧化锆内冠厚度设为 0.6mm，单击"确定"，如图 4-3-8 所示。

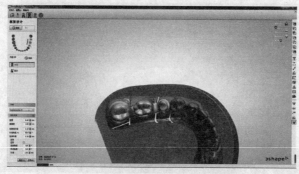

**图 4-3-8　确定内冠各项参数**

（9）利用雕刻工具包对桥体进行大小、位置及解剖形态设计，设置各项参数，以适应对殆牙、邻牙及牙龈，如组织面预留上瓷空间（切削以适配牙龈）0.2mm，单击"确定"，如图 4-3-9 所示。

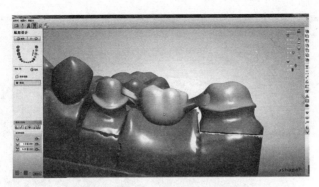

**图 4-3-9　确认对桥体的设计**

（10）连接体设计如下。

①依次设置连接体位置、大小及截面形态、面积，如图4-3-10、图4-3-11所示。在保证瓷层厚度、不影响美观的前提下，尽量增加连接体的面积。

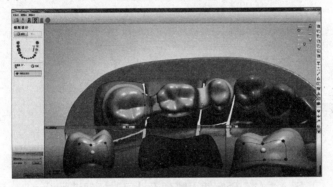

**图 4-3-10　设置连接体位置大小**

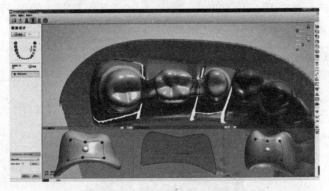

**图 4-3-11　设置连接体截面形态面积**

②依次单击"确定""完成""下一"按钮，完成连接体设计，如图4-3-12所示，然后，进入"雕刻框架设计"页面。

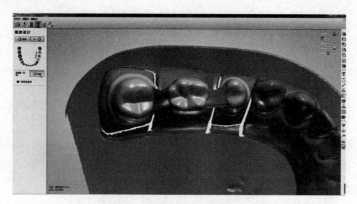

图 4-3-12　完成连接体设计

（11）使用雕刻工具包对框架进行设计，单击"确定"按钮，如图 4-3-13 所示。

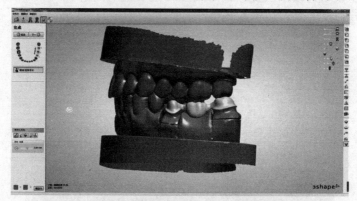

图 4-3-13　确定使用雕刻工具包对框架进行设计

（12）再次检查后，依次单击"下一""关闭"按钮，框架桥设计完成，如图 4-3-14 所示。

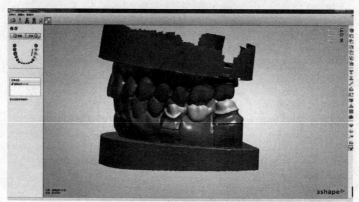

图 4-3-14　框架桥设计完成

（二）全解剖型牙桥设计

（1）打开3shape设计软件，导入数字模型信息，建立订单，如图4-3-15所示。

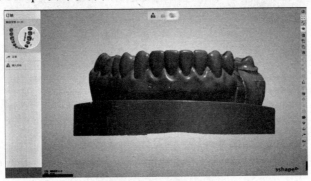

图 4-3-15 建立订单

（2）通过标志点依次确定全解剖牙桥的就位方向，如图4-3-16所示，然后，单击"下一步"按钮。

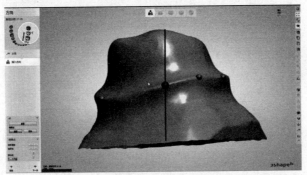

图 4-3-16 确定全解剖牙桥的就位方向

（3）依次确定全解剖型牙桥的边缘线，如图4-3-17、图4-3-18所示，然后，单击"下一步"按钮。

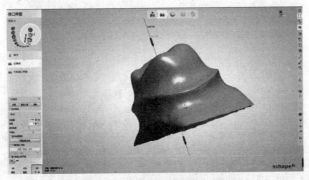

图 4-3-17 确定牙冠 37 的边缘线

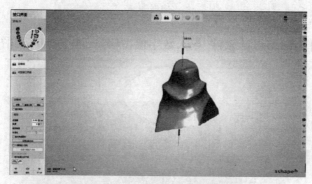

图 4-3-18　确定牙冠 35 边缘线

（4）涂布间隙剂。确定间隙剂厚度，同基底冠设计。本订单设置不选择车针补偿，黏着剂间隙 0.01mm，额外黏着剂间隙 0.06mm，具体如图 4-3-19 所示，然后单击"下一步"按钮。

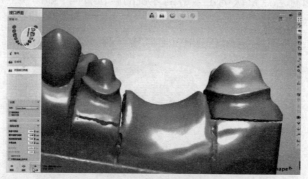

图 4-3-19　代型接口界面设置

（5）完成对固位体及桥体的解剖形态设计。

①选择 Smile 数据库，结合雕刻工具包，依次完成对固位体及桥体的解剖形态设计，如图 4-3-20 所示，以适应对殆牙、邻牙和牙龈。

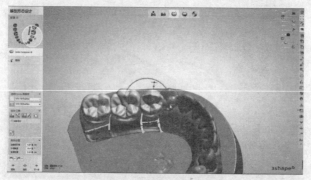

图 4-3-20　完成对固位体及桥体的解剖形态设计

②本订单设置氧化锆全冠厚度 0.6mm，咬𬌗（切削以适配对𬌗牙）0.25mm，桥体组织面距离牙龈 0mm，详细设置如图 4-3-21、图 4-3-22 所示。

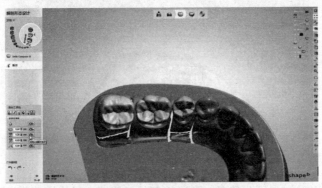

图 4-3-21　开始订单设置

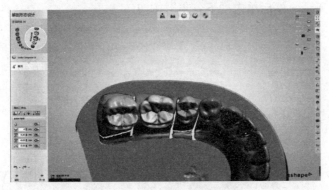

图 4-3-22　订单设置完成

（6）连接体设计。

①在订单概览中单击连接体以输入编辑模式，固位体和桥体间的连接体面积至少为 16mm²，如图 4-3-23 所示。

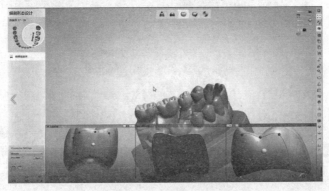

图 4-3-23　编辑连接体

71

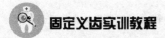

②完成连接体设计，如图 4-3-24 所示，然后单击"下一步"按钮。

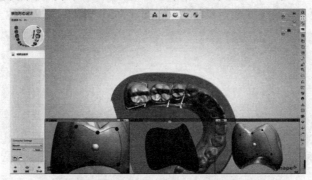

图 4-3-24　完成连接体设计

（7）利用雕刻工具包修整、平滑修复体的形态，最终完成解剖牙桥的设计，如图 4-3-25 所示，然后单击"下一步"按钮。

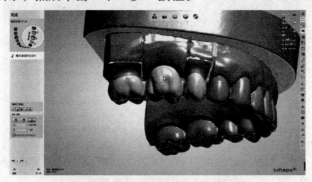

图 4-3-25　完成解剖牙桥的设计

（8）再次检查后保存全解剖型牙桥设计，如图 4-3-26 所示，然后单击"关闭"按钮。

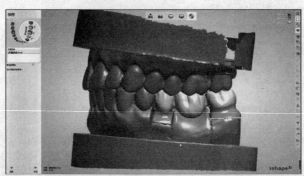

图 4-3-26　保存全解剖型牙桥设计

# 实训五　数字化义齿的制作

## 单元一　数控铣削技术

以 hyperDENT 2012.2-SP5 RC 软件为例。

（1）双击电脑桌面"hyperDENT 2012.2"图标，打开排版软件，进入主界面，如图 5-1-1 所示。

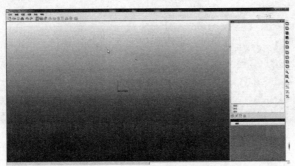

图 5-1-1　进入软件主界面

（2）单击"选择机床"按钮，在弹出的对话框中，选择机床和夹具，如图 5-1-2 所示。

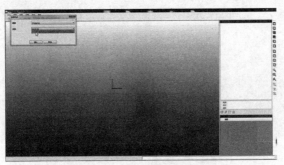

图 5-1-2　选择机床和夹具

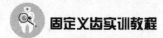

（3）载入毛坯。

①单击"载入毛坯"按钮，如图 5-1-3 所示，选择毛坯类型及材料。

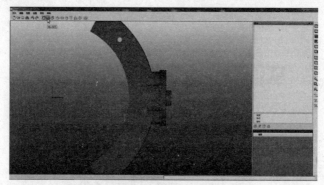

**图 5-1-3　单击"载入毛坯"按钮**

②单击"打开"按钮，如图 5-1-4 所示。

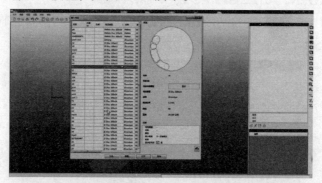

**图 5-1-4　单击"打开"按钮**

（4）载入零件。

①单击"载入零件"按钮，如图 5-1-5 所示，打开相应的 STL 文件。

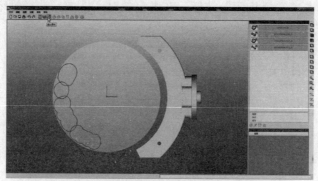

**图 5-1-5　单击"载入零件"按钮**

②选择修复体类型，如图 5-1-6 所示，如"全冠"选项，单击"打开"按钮。

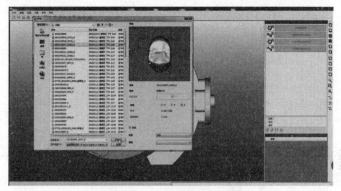

图 5-1-6 选择修复体类型

③出现"在毛坯中倾斜零件"对话框，单击"关闭"按钮，如图 5-1-7 所示。

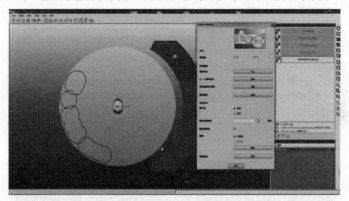

图 5-1-7 关闭"在毛坯中倾斜零件"对话框

（5）识别零件特征。

①单击工具栏"识别零件特征"，如图 5-1-8 所示。

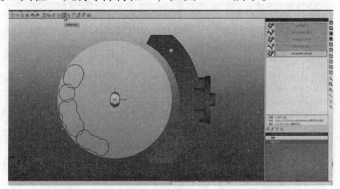

图 5-1-8 单击"识别零件特征"按钮

75

②出现相应对话框，如图 5-1-9 所示，然后单击"关闭"按钮。

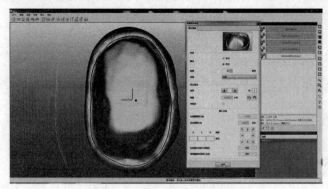

图 5-1-9　出现相应对话框

（6）设定铣削方向。

①单击工具栏"设定铣削方向"按钮，如图 5-1-10 所示。

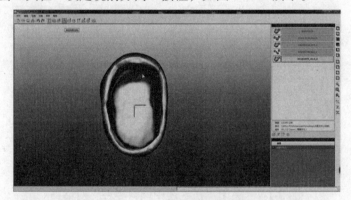

图 5-1-10　单击"设定铣削方向"按钮

②出现相应对话框，单击"关闭"按钮，如图 5-1-11 所示。

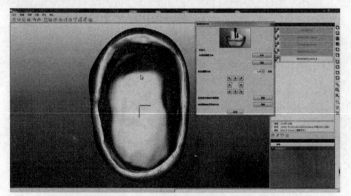

图 5-1-11　关闭出现的相应对话框

（7）调整零件位置，如图 5-1-12 所示。

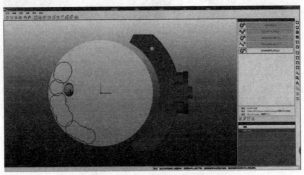

图 5-1-12　调整零件位置

（8）设置连接柱。

①单击工具栏"设置连接柱"按钮，如图 5-1-13 所示，出现相应对话框，可选择"手动"模式，放置连接柱。

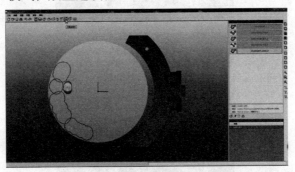

图 5-1-13　单击"设置连接柱"按钮

②放置完成后，单击"关闭"按钮，如图 5-1-14 所示。

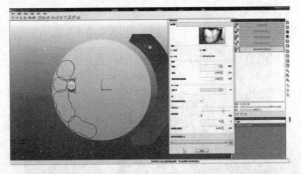

图 5-1-14　关闭"设置连接柱"窗口

（9）单击工具栏"计算刀具路径"图标，计算机自动计算刀路，并生成加工文件，如图 5-1-15 所示。

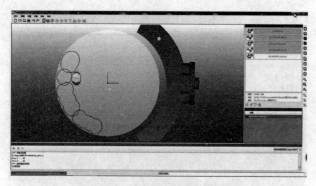

图 5-1-15　生成加工文件

（10）将加工文件发送到机床，然后对修复体进行加工，如图 5-1-16 所示。

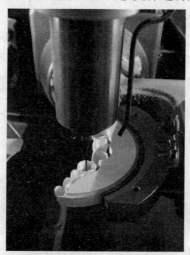

图 5-1-16　加工修复体

（11）切割与染色。

①将加工好的修复体从锆盘上切割，如图 5-1-17 所示。

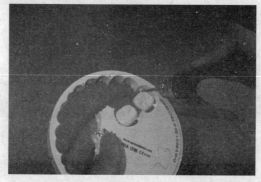

图 5-1-17　在锆盘上切割修复体

②对修复体进行染色，如图 5-1-18 所示。

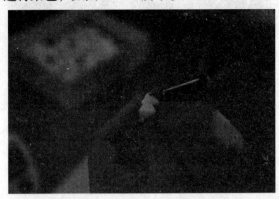

**图 5-1-18　对修复体染色**

（12）将修复体放在烧结盘上，置于烤灯下烘烤，如图 5-1-19 所示。

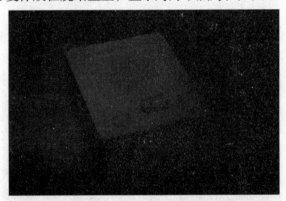

**图 5-1-19　烘烤修复体**

（13）将烘烤后的修复体置于烧结炉内，设定相应程序，进行烧结，如图 5-1-20、图 5-1-21 所示。

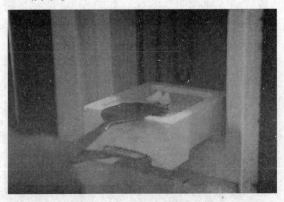

**图 5-1-20　修复体烧结前**

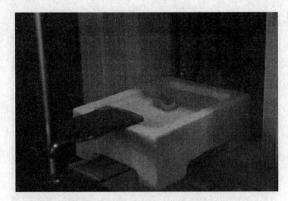

图 5-1-21　修复体烧结后

# 单元二　激光成型技术

（1）双击桌面 3DDlp 软件图标，打开软件，选择打印设备和模型材料，如图 5-2-1 所示。

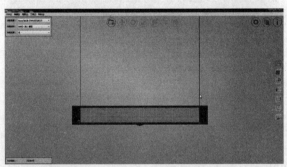

图 5-2-1　选择打印设置和模型

（2）单击屏幕右侧"顶视图"图标，如图 5-2-2 所示，将调解底板放至合适位置，如图 5-2-2、图 5-2-3 所示。

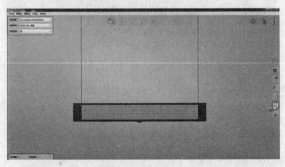

图 5-2-2　单击屏幕右侧"顶视图"图标

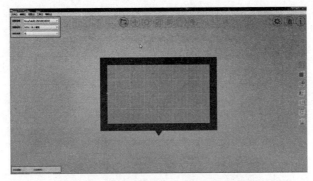

**图 5-2-3　将调解底板放至合适位置**

（3）添加模型。

①添加需要打印的模型：单击屏幕上端"添加文件"图标，如图 5-2-4 所示。

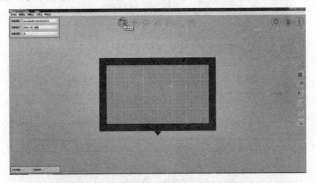

**图 5-2-4　单击"添加文件"图标**

②出现对话框，选中文件后，单击"打开"按钮，如图 5-2-5 所示。

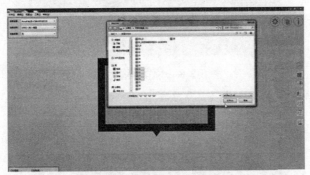

**图 5-2-5　打开选中的文件**

③读取需要打印的模型文件，如图 5-2-6 所示。

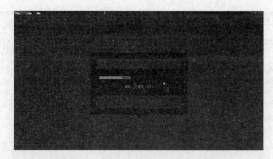

图 5-2-6　读取需要打印的模型文件

（4）排版、调整模型位置，预留模型空间，如图 5-2-7、图 5-2-8 所示。

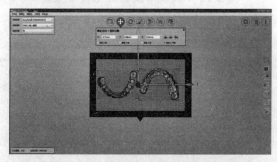

图 5-2-7　排版、调整模型位置

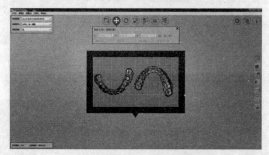

图 5-2-8　预留模型空间

（5）将模型贴底，如图 5-2-9 所示。

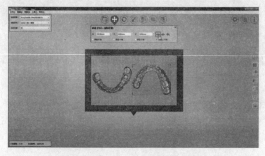

图 5-2-9　将模型贴底

（6）生成切片，保存文件，如图 5-2-10、图 5-2-11 所示。

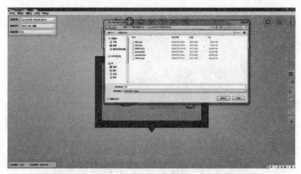

图 5-2-10　生成切片

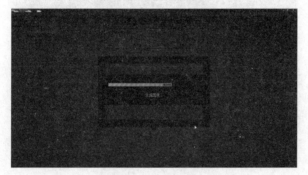

图 5-2-11　保存文件

（7）打印。

①将文件传输到机床，利用 DLP 技术，使用 3D 打印机，如图 5-2-12 所示。

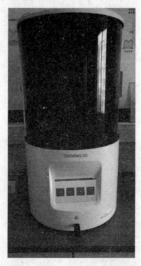

图 5-2-12　使用 3D 打印机

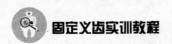

②进行 3D 激光打印，如图 5-2-13、图 5-2-14 所示。

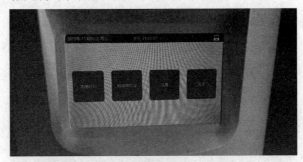

图 5-2-13　3D 打印机功能菜单选项

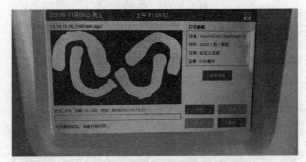

图 5-2-14　解析收到的文件并准备开始打印

# 实训六　包埋技术

## 单元一　包埋前准备

（一）选择匹配的包埋料，如表6-1-1、图6-1-1所示。

表 6-1-1 包埋料的种类

| 包埋料 | 适用合金 |
|---|---|
| 石膏系包埋料 | 中低熔合金 |
| 磷酸盐系包埋料 | 高熔合金 |
| 二氧化锆系包埋料 | 钛合金 |
| 专用的磷酸盐包埋料 | 铸造陶瓷 |

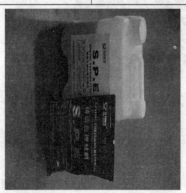

图 6-1-1　石膏系包埋料

（二）选择铸圈

根据熔模大小选择合适的铸圈，如图6-1-2所示，熔模在铸圈内的位置如下。

85

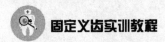
（1）距铸圈顶端 8～10mm。

（2）距内壁至少 3～5mm。

（3）位于铸圈上 2/5 的范围内。

（4）熔模之间的距离适当，至少保留 1mm，如图 6-1-3 所示。

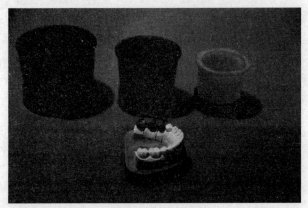

图 6-1-2　选择铸圈

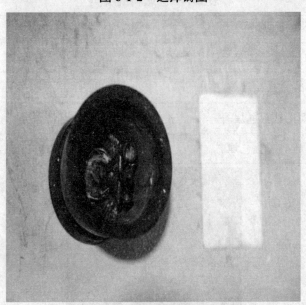

图 6-1-3　熔模在铸圈内位置

（5）选好铸圈，将熔模固定在底座上，如图 6-1-4 所示，要求铸道与底座之间的衔接处应圆钝无锐角。

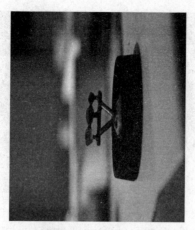

图 6-1-4 固定熔模

### （三）清洗熔模

去除熔模表面污物，降低表面张力，增加熔模润湿性，提高光洁度，避免包埋时产生气泡。

（1）在熔模表面喷涂蜡型表面张力去除剂（洗蜡水或肥皂水或 95% 乙醇或有机酸），如图 6-1-5 所示。

（2）清水洗净、吹干。

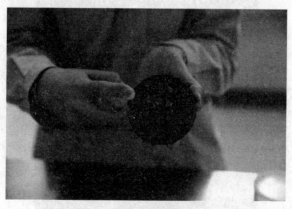

图 6-1-5 喷涂表面张力去除剂

## 单元二 真空调拌包埋料

（1）根据铸圈大小，按材料说明称量包埋粉与包埋液的用量，如图 6-2-1 所示。

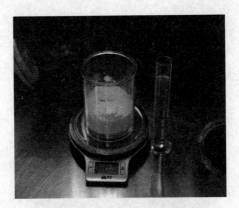

图 6-2-1　称量包埋料

（2）将包埋料按照先液后粉的顺序加入调拌杯，手工调拌至均匀无干粉，如图 6-2-2 所示。

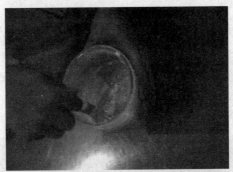

图 6-2-2　将包埋料手工调拌至均匀无干粉

（3）将调拌杯装好密封盖，如图 6-2-3 所示，然后置于真空搅拌机上抽真空调拌 60 秒，如图 6-2-4 所示。

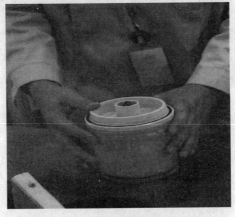

图 6-2-3　将调拌杯装好密封盖

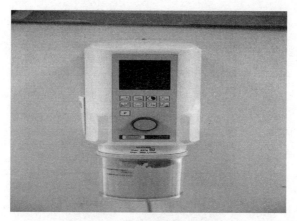

图 6-2-4　真空调拌包埋材料

注意：所用调拌器械要保持清洁；按照真空搅拌机使用说明进行操作。

（4）释放真空，调拌完成，如图 6-2-5 所示。

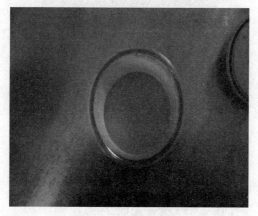

图 6-2-5　调拌完成

# 单元三　包　埋

（1）用毛笔尖蘸取少量包埋料，由点到面逐层轻涂熔模表面，直至形成 1～2 mm 涂层，如图 6-3-1 所示。

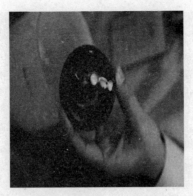

图 6-3-1　熔模表面涂 1 ～ 2mm 厚的包埋料

（2）将铸圈放在底座上，如图 6-3-2 所示。

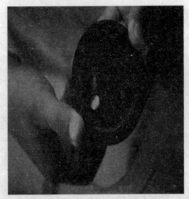

图 6-3-2　将铸圈放在底座上

（3）倾斜铸圈，从铸圈顶端沿侧壁，边震荡边缓慢注入包埋料，如图 6-3-3 所示，直至注满，操作在 2 ～ 3 分钟完成。

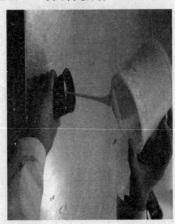

图 6-3-3　注入包埋料

（4）待包埋料凝固、发热完全并冷却，完成包埋，如图 6-3-4 所示，然后取下铸圈和底座。

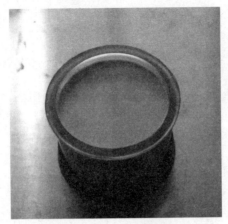

图 6-3-4　完成包埋

注意：包埋时排除气泡。

# 实训七　铸造技术

## 单元一　铸造前准备

### （一）烘烤

　　将铸圈的铸道口朝下倒置于茂福炉中，缓慢升温至 350℃，耗时不少于 1 小时；翻转铸圈使铸道口朝上，直立 30 分钟挥发残蜡，1 小时内缓慢升至 400℃，如图 7-1-1 所示。

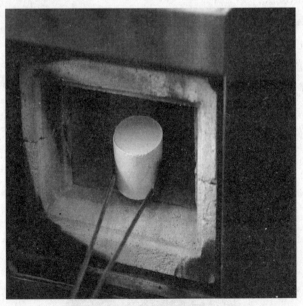

图 7-1-1　烘烤铸圈

注意：不能升温过快。

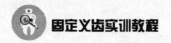
（二）焙烧

（1）中低熔合金铸型：烘烤后从 350℃升温至 700℃，用时不少于 60 分钟；保持 15 ～ 20 分钟后铸造。

（2）高熔合金铸型：烘烤后从 350℃升温到 800 ～ 850℃，用时不少于 90 分钟；以每分钟 5 ～ 6℃的速率升温，保持 30 分钟后铸造，如图 7-1-2 所示。

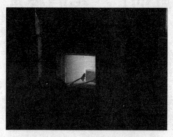

图 7-1-2　焙烧铸圈

（3）铸钛合金铸型：一般在 0.5 小时内升至 250℃，维持 1 小时，再经 1 小时升至 850℃；维持 0.5 小时，在烤箱内自然降温至 400℃进行铸造。

注意：

①升温不能过快；

②到达预定温度时不能停留过久，不可降温后又升温铸造；

③观察颜色判断焙烧温度；

④铸型应置于烤箱内侧；

⑤减少开门次数。

（4）估算合金用量。

一般以铸件本身重量 2 ～ 2.5 倍作为合金的投放量，将其称好、备用，如图 7-1-3 所示。

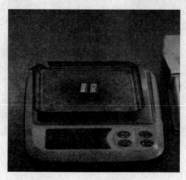

图 7-1-3　称量合金

注意：避免投放量不足造成铸造不全或投放量过多造成浪费。

**(四)选择坩埚**

(1)根据铸造合金种类选择合适的坩埚,如表 7-1-1、图 7-1-4 所示。

表 7-1-1 常用坩埚

| 坩埚 | 合金 |
| --- | --- |
| 氧化铝坩埚 | 非贵金属 |
| 石墨坩埚 | 贵金属 |
| 铜质坩埚 | 钛 |

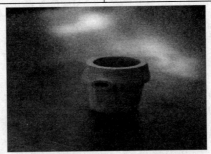

图 7-1-4 氧化铝坩埚

注意:坩埚要保持清洁且不能混用,防止金属相互污染。

(2)摆放合金时所有合金块必须紧密接触无间隙,以尽快获得热量、加速熔解、减少氧化,如图 7-1-5 所示。

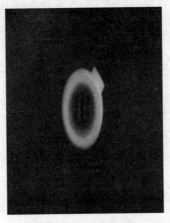

图 7-1-5 摆放合金

(3)熔金前坩埚应进行预热,以缩短熔金时间、减少合金属氧化、防止坩埚爆裂。

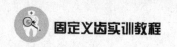
## 单元二　铸　造

（1）铸圈烘焙好后，打开铸造机电源预热 5～10 分钟。

（2）放置摆放好合金的坩埚，将铸圈从茂福炉中取出，如图 7-2-1 所示，放入铸造机支架内。

（3）调整位置，使坩埚口对准铸圈的铸道口，调节平衡后拧紧固定螺丝，如图 7-2-2 所示。

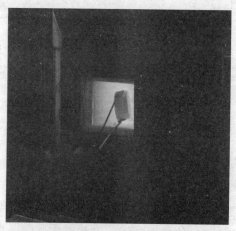

**图 7-2-1　取出铸圈**

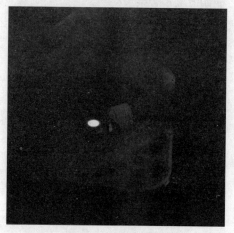

**图 7-2-2　调整坩埚平衡**

（4）启动熔金按钮，通过观察窗观察合金熔化情况，在合金变为球形（如图 7-2-3 所示）、表面的膜将破未破时，启动铸造按钮，5～10 秒后停止。

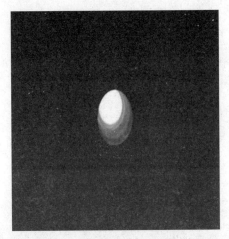

图 7-2-3　合金熔为球形

（5）小心取出铸圈，自然冷却，如图 7-2-4 所示。

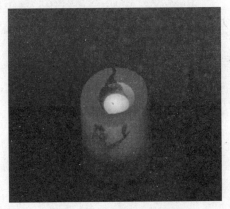

图 7-2-4　铸圈自然冷却

（6）铸造后，待铸造机冷却后关机。

# 实训八　金属基底冠打磨技术

## 单元一　取出铸件

### （一）分离铸件

用小锤轻敲铸型的金属底座部分，使铸件从包埋料中分离出来，如图 8-1-1 所示。

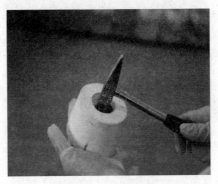

图 8-1-1　敲铸圈

### （二）喷砂

去除铸件表面残留的包埋料、污染物及氧化膜。高熔合金铸件采用手动喷砂机进行喷砂。

（1）打开电源、气源，调整压力，将粒度为 80 目左右的金刚砂装入储砂罐。

（2）将铸件放入喷砂机，使铸件与喷嘴的距离在 5mm 左右，转动铸件从不同的角度均匀冲刷其表面（如图 8-1-2 所示），避免局部因过度冲刷而变薄，直至铸件表面光洁（如图 8-1-3 所示）。

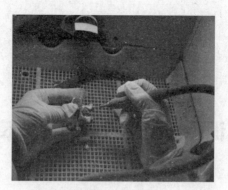

图 8-1-2 喷砂

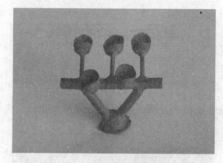

图 8-1-3 使铸件表面光洁

注意：金刚砂应保持干燥和清洁；中低熔合金和贵金属不宜进行喷砂处理。

# 单元二 切割铸道

（1）选用直径 30mm、厚度 0.5mm 的切割砂片，如图 8-2-1 所示，装好后低速启动。

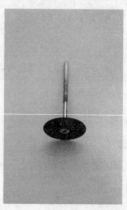

图 8-2-1 选用的切割砂片

（2）在距铸件0.5mm处切割铸道，切口尽量与铸件表面平齐，同时注意不要伤及铸件，如图8-2-2、图8-2-3所示。

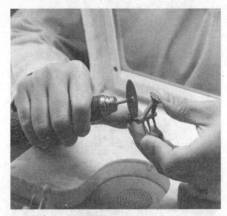

图8-2-2 切割铸道

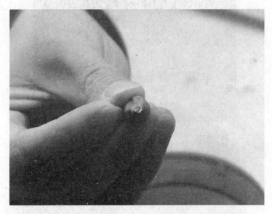

图8-2-3 铸件

（3）砂片转速不宜过快，避免用力过猛。

（4）操作者不可正面对准旋转的砂片进行操作。

注意：操作过程中使用吸尘装置，同时做好降温措施；砂片如有破损应及时更换砂片。

# 单元三 就 位

（1）用小号金刚砂球钻（如图8-3-1所示）磨除金属基底冠组织面的金属小瘤（如图8-3-2所示），使金属基底冠组织面（如图8-3-3所示）平顺，顺利戴入可卸代型。

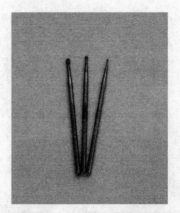

图 8-3-1　小号金刚砂球钻

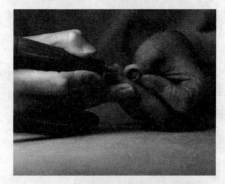

图 8-3-2　磨平金属基底冠组织面

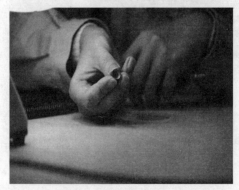

图 8-3-3　金属基底冠组织面

　　（2）用金刚砂尖车针磨除金属基底冠边缘毛刺，使之光滑圆钝，如图 8-3-4 所示；金属基底冠与代型边缘密合（如图 8-3-5 所示），冠边缘压在可卸代型肩台红线上。

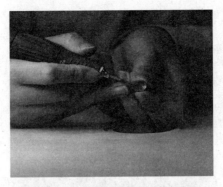

**图 8-3-4　磨平金属基底冠边缘**

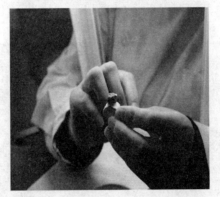

**图 8-3-5　金属基底冠与代型边缘密合**

注意：若金属基底冠不能顺利就位，不可强行戴入，用显示剂确认障碍点后调磨，直至顺利就位。

# 单元四　粗　磨

打磨应按同一方向进行，并遵循砂石由粗到细、铸件先平后光的原则；打磨所需车针为大、小号桃形车针，如图 8-4-1 所示。

（1）用大号桃形车针将金属基底冠表面的金属小瘤、菲边、毛刺、铸道断端等磨除，如图 8-4-2 所示。

（2）用小号桃形车针磨除表面氧化层，磨平表面，如图 8-4-3 所示。

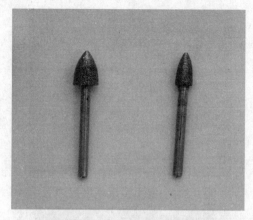

图 8-4-1 大、小号桃形车针

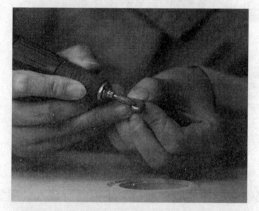

图 8-4-2 大号桃形车针磨平金属基底冠

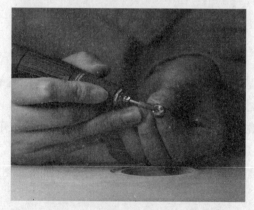

图 8-4-3 小号桃形车针磨平金属基底冠

　　注意：打磨过程中不得损伤金属基底冠的固有外形，尤其是边缘；用力不可过大，防止变形；采用降温措施。

# 单元五　细　磨

用粒度较细的金刚砂车针（如图 8-5-1 所示），将金属基底冠表面按同一方向反复磨平，如图 8-5-2 所示。

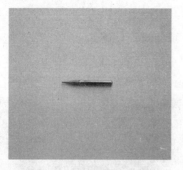

图 8-5-1　细金刚砂车针

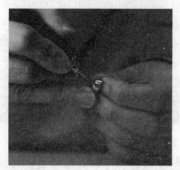

图 8-5-2　细金刚砂车针磨平金属基底

注意：打磨时采取适当的速度与压力、降温措施，避免铸件产热过多。

# 单元六　清　洗

用蒸汽清洗机将金属基底冠喷洗干净，如图 8-6-1 所示。

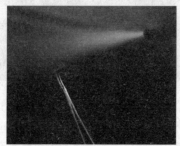

图 8-6-1　清洗基底冠

105

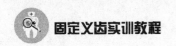

# 单元七　完　成

打磨后的金属基底冠（如图 8-7-1 所示）应符合以下要求。

（1）外形与基牙形态协调。

（2）表面光滑圆钝，无锐角、锐边。

（3）为瓷层预留足够空间，具体如下。

①唇（颊）舌（腭）面、邻面：1 ～ 1.5mm；

②牙合面：1 ～ 2mm。

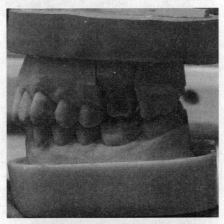

**图 8-7-1　磨平的金属基底冠**

（4）若是前牙，颈部不能外突，形成瓜子状。

（5）边缘预留 1.5 ～ 2.0mm 宽的金属点，如图 8-7-2 所示。

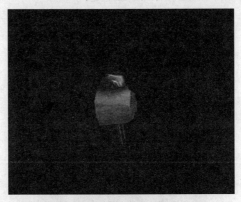

**图 8-7-2　预留金属点**

（6）厚度为 0.3 ～ 0.5mm，最少要保证 0.3mm，且均匀一致不可过薄，如图 8-7-3 所示。

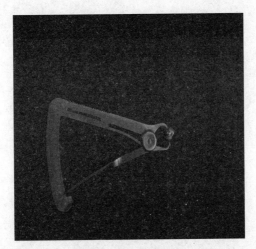

**图 8-7-3 基底冠的厚度为 0.3 ～ 0.5mm**

（7）金-瓷交界处应为清晰、平滑、连续的肩台，宽度为 0.5 ～ 1.0mm，肩台内交界线应圆钝，外交界线应呈锐角。

# 实训九　瓷修复技术

金属烤瓷冠的瓷层需要经过金属基底预处理、塑瓷、形态修整、上釉染色、喷砂、金属边打磨、清洗、消毒等工序制作完成。

全瓷冠依据 CAD-CAM 完成的冠不同，分别接续与其相对应的操作程序：

（1）内冠从堆塑体瓷开始；

（2）回切冠从堆塑半透明瓷开始；

（3）解剖冠从形态修整开始。

## 单元一　金属基底预处理

打磨调整后的金属基底冠（如图 9-1-1 所示），在塑瓷之前需要进行理化处理。

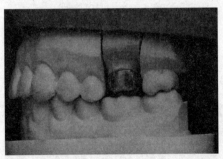

**图 9-1-1　打磨调整后的金属基底冠**

### （一）喷砂

清洁并粗化金属表面，扩大金－瓷结合面积，使金属与瓷相互嵌合而制锁，提高金－瓷结合强度。

（1）采用 50 ～ 100 目的氧化铝砂，距离金属基底冠 5 ～ 10mm，并与表面成 135° 角喷砂（如图 9-1-2 所示），避免 90° 角喷砂。

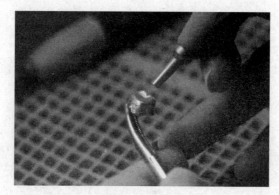

图 9-1-2　喷砂

（2）喷砂时应不停地转动金属基底冠，使其表面每一部位都均匀喷到，如图 9-1-3 所示。

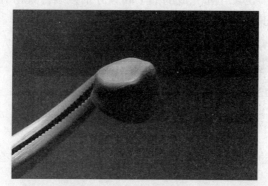

图 9-1-3　喷砂完成

## （二）清洁

将金属基底冠在打磨、喷砂过程中产生的污染物清洗干净。

（1）用蒸汽压力清洗机冲洗基底冠，如图 9-1-4 所示。

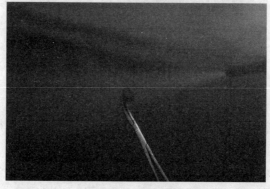

图 9-1-4　蒸汽清洗

（2）放入加有蒸馏水的超声清洗机内，如图 9-1-5 所示，清洗 1 ～ 2 分钟后用干净的镊子取出，放在耐火盘支架上，待其自然干燥。

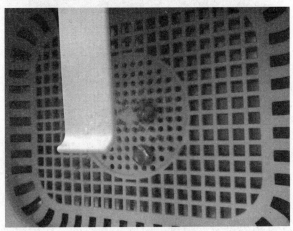

图 9-1-5　超声清洗

（3）检查冠表面是否呈均匀的银灰色，如图 9-1-6 所示。

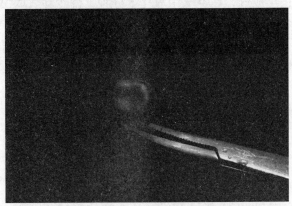

图 9-1-6　检查冠表面

注意：清洗后的基底冠不能与手或不洁物接触。

**（三）排气和预氧化**

排气即去除金属表面的有机物，释放金属表层气体，防止塑瓷烧结后形成气泡。

预氧化是在合金表面形成厚度为 0.2 ～ 2 μm 氧化膜，增加金－瓷之间的化学结合力。

（1）用止血钳夹住放有金属基底冠的耐火盘，在炉膛口充分干燥后，放入烤瓷炉中，如图 9-1-7 所示。

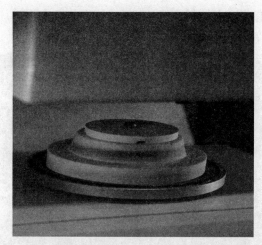

图 9-1-7　将放有金属基底冠的耐火盘放入烤瓷炉中

（2）根据材料预先设定好温度、时间、真空度，然后启动。一般采用高于瓷粉的烧结温度 30℃，保持 3～5 分钟；然后升温至 1000℃，排气抽真空度达到 10.1kPa；再放气，在空气中氧化 5 分钟，待冷却后取出，氧化的金属基底冠如图 9-1-8 所示。

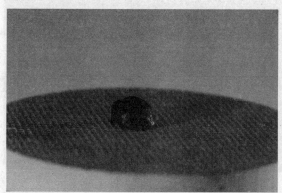

图 9-1-8　氧化的金属基底冠

注意：氧化后的金属基底冠避免与手或不洁物接触，以免污染。

# 单元二　塑瓷技术

## （一）涂结合剂

（1）结合剂调成糊状。

（2）用止血钳夹住金属基底冠舌面的金属边，如图 9-2-1 所示。

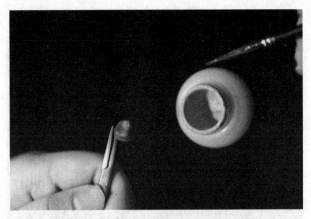

图 9-2-1 用止血钳夹住金属基底冠

（3）用小毛笔将瓷浆均匀地涂布在金属基底冠表面，具体如图 9-2-2、图 9-2-3 所示。

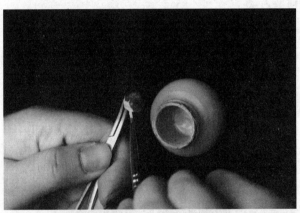

图 9-2-2 涂塑结合剂

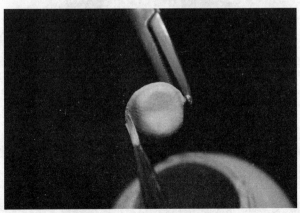

图 9-2-3 结合剂涂塑完成

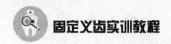
（4）放入烤瓷炉按预定程序烧结，待自然冷却，如图 9-2-4 所示。

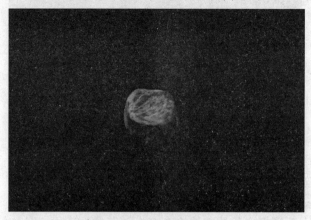

图 9-2-4　结合剂烧结完成

**（二）涂塑遮色瓷**

（1）涂塑遮色瓷（OP）一层有以下几步。

①根据比色选择遮色瓷粉，取适量瓷粉用专用调拌液调成瓷浆。

②调拌好的 OP 呈冰激凌状，能拉丝，如图 9-2-5 所示。

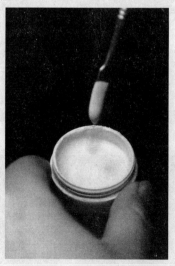

图 9-2-5　调拌好的 OP

③取涂塑棒，沾调拌好的 OP，快速均匀地涂在基底冠上，如图 9-2-6 所示，形成薄薄一层 OP，表面平滑，如图 9-2-7 所示。

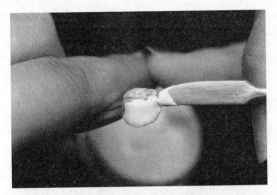

图 9-2-6　涂塑 OP 一层

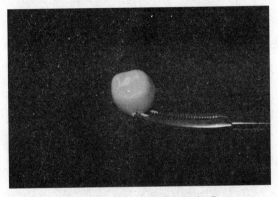

图 9-2-7　OP 一层涂塑完成

（2）放入烤瓷炉，按照设定好的程序烧结，完成后取出，在室温下冷却。

（3）再涂塑 OP 二层，如图 9-2-8 所示，进炉烧结，完成后冷却。

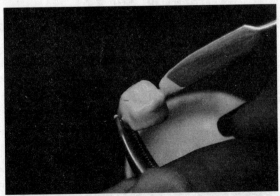

图 9-2-8　涂 OP 二层

（4）完成后的 OP 层的总厚度为 0.15mm，表面光滑，呈蛋壳状，边缘不透金属颜色，即无黑边，此时 OP 完成，如图 9-2-9 所示。

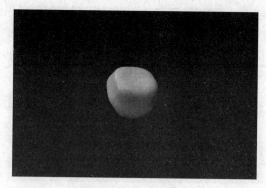

图 9-2-9　OP 完成

**（三）堆塑牙本质瓷**

（1）模型浸水（图 9-2-10）2 ～ 5 分钟，以防止邻牙吸收瓷粉中的水分。

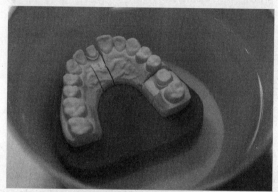

图 9-2-10　模型浸水

（2）将熔附了遮色瓷的金属基底冠戴在石膏代型上，检查咬𬌗关系，如图 9-2-11 所示。

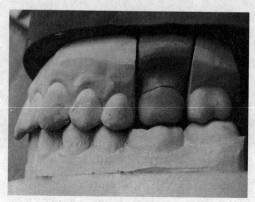

图 9-2-11　检查咬𬌗关系

（3）取与 OP 颜色相对应的牙本质瓷（体瓷）粉适量，将其置于调瓷板上，调拌成能用毛笔挑起并能大量堆放的稠度，如图 9-2-12 所示。

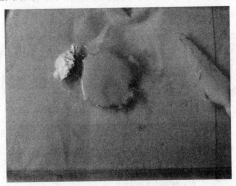

图 9-2-12　调拌体瓷

（4）用塑瓷笔在基底冠的 OP 层表面堆塑体瓷，主要有以下几步。

①倒置模型先堆塑颈部，如图 9-2-13 所示。

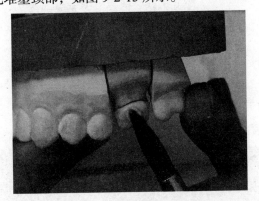

图 9-2-13　堆塑颈部体瓷

②翻转模型按照颊面、牙殆面、舌面的顺序逐层进行堆塑体瓷，如图 9-2-14 所示。

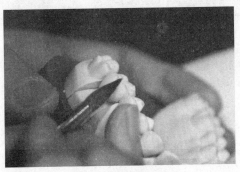

图 9-2-14　堆塑体瓷

117

③体瓷要一次涂塑迅速成型，形成完整的修复体形态。

④此时完成的瓷胚与最后成型的牙冠解剖形态一致、等大，厚度为0.7～0.8mm，体瓷堆塑完成，如图9-2-15所示。

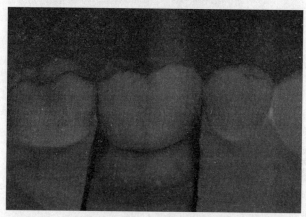

**图9-2-15　体瓷堆塑完成**

（5）操作中随时振动析出瓷层的水分并及时用面巾纸吸去水分，使瓷层致密。

**（四）回切**

（1）用回切刀在颊面的牙殆1/3、中1/3处回切体瓷，如图9-2-16所示，回切后的体瓷由颈部向牙殆面形成斜面。

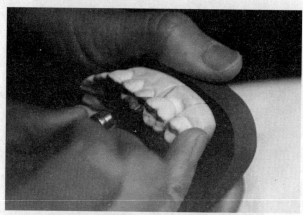

**图9-2-16　回切瓷体**

（2）从中1/3处向牙殆面逐渐增加切除瓷粉的厚度，最终如图9-2-17所示。

（3）用毛笔抹平瓷层表面。

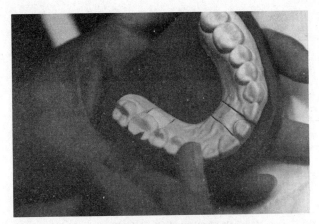

图 9-2-17　回切完成

（4）前牙唇面、邻面回切形成斜面，并在唇面回切面上形成 2～3 个浅"V"字形的指状发育沟，如图 9-2-18 所示。

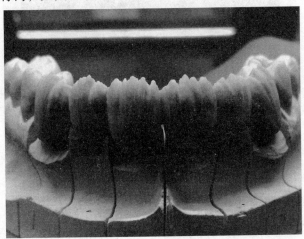

图 9-2-18　前牙回切

**（五）涂塑牙釉质瓷**

（1）取适量牙釉质瓷（半透明瓷），将其置于玻璃板上，调拌至稀稠适度。

（2）用塑瓷毛笔取少量调拌好的瓷浆，铺塑在回切后的瓷胚斜面上，即颊舌面牙殆 1/3 的牙尖处，如图 9-2-19 所示。

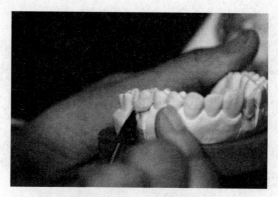

图 9-2-19　塑半透明瓷

（3）涂塑后，一薄层半透明瓷能盖住体瓷，并保持回切后的外形，此时半透明瓷完成，如图 9-2-20 所示。

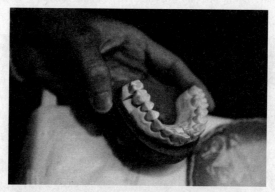

图 9-2-20　半透明瓷完成

**（六）涂塑透明瓷**

（1）取适量透明瓷调拌后，在颊面、牙殆面铺塑一薄层，如图 9-2-21 所示，注意塑瓷操作要轻柔，防止各瓷层混淆而影响透明度；并随时检查咬殆。

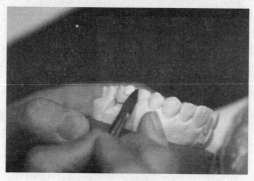

图 9-2-21　涂塑透明瓷

（2）此时堆塑好的牙胚（如图9-2-22所示）要比完成后的牙冠大15%～20%，以补偿烧结后瓷的收缩。

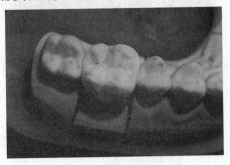

图 9-2-22 堆塑好的牙胚

（3）用回切刀削掉邻牙上的瓷粉。

（4）取下堆塑好的牙胚，在邻面补加适量的半透明瓷，如图9-2-23所示，以补偿烧结时邻面瓷层收缩。（若牙胚难以取下，可连同邻牙一起取下来。）

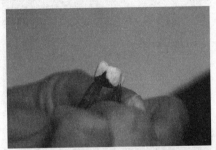

图 9-2-23 邻面补透明瓷

（5）用干净的湿毛笔清洁金属基底冠内部，防止瓷粉遗留在基底冠组织面而影响就位。

（6）将堆塑好的牙胚（如图9-2-24所示）小心地放在烘烤盘支架上，如图9-2-25所示，并移至真空烤瓷炉炉膛口前充分烘干预热。

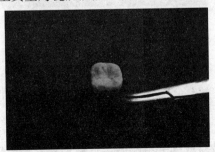

图 9-2-24 堆塑好的牙胚

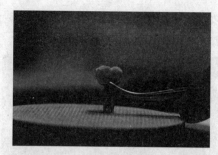

图 9-2-25  将牙胚放置在支架上

（7）待牙胚水分充分蒸发后，将其放入烤瓷炉内，按照预订好的程序抽真空烧结。

（8）烧结完成（如图 9-2-26 所示）后取出修复体，如图 9-2-27 所示，将其在室温下冷却。

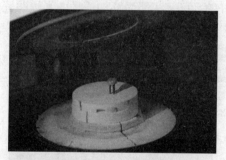

图 9-2-26  烧结完成

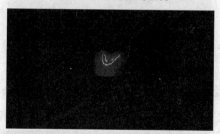

图 9-2-27  取出修复体

# 单元三  形态修整

**（一）试戴就位**

（1）用轮形绿砂石或细尖金刚砂车针修整烤瓷修复体颈缘，如图 9-3-1 所示，修整颈缘形成正常的形态、弧度和凸度，其厚度均匀，不能过薄，且无悬突。

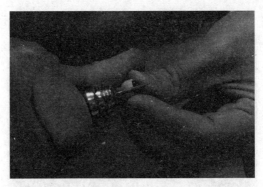

图 9-3-1　用尖车针修整颈缘

（2）检查冠边缘是否压颈缘红线，是否在石膏代型上完全就位，如 9-3-2
所示。

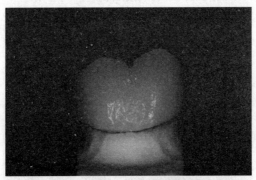

图 9-3-2　检查冠是否就位

**（二）调整邻接关系**

（1）先试一侧邻接，具体有以下几步。

①只保留代型一侧的邻牙（近中），取下另一侧邻牙，如图 9-3-3 所示。

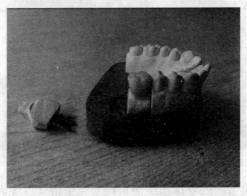

图 9-3-3　取下另一侧邻牙

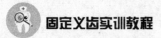

②试戴修复体，如果不能完全就位，用红色咬殆纸确认接触点过紧的红色部位，如图9-3-4所示，用绿砂石磨除，如图9-3-5所示。

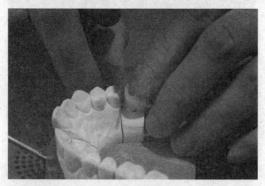

图 9-3-4　确认接触点过紧的部位

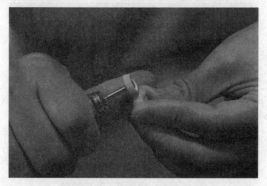

图 9-3-5　调磨过紧的部位

③以一层咬殆纸有阻力地抽出，且不破损为准。

（2）同法再试另一侧邻接，即修复体的远中，如图9-3-6所示。

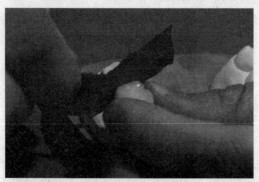

图 9-3-6　试邻接

（3）调整完成后的修复体组织面与代型完全密合、无翘动。

**（三）试咬殆**

（1）用红色咬殆纸检查咬殆高点，如图 9-3-7、图 9-3-8 所示，再用绿砂石磨除，达到广泛均匀的牙殆接触。

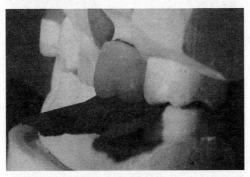

**图 9-3-7 检查咬殆**

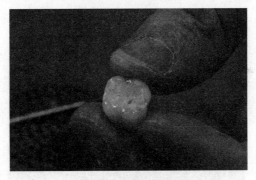

**图 9-3-8 咬殆高点**

（2）标准包括以下两点。

①正中牙殆位时两层咬殆纸能有摩擦地顺利抽出（如图 9-3-9 所示），且不破损，说明有广泛的牙殆接触，如图 9-3-10 所示。

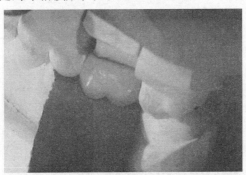

**图 9-3-9 两层咬殆纸试咬殆**

125

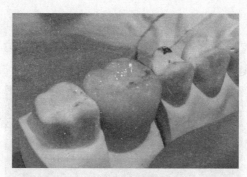

图 9-3-10　广泛的牙𬌗接触

②侧方牙𬌗位时除工作侧牙尖有轻微接触外，其余牙尖均留有缝隙。

**（四）修形**

（1）取弧度。参照牙弓弧度，确定烤瓷修复体大体弧度，如图 9-3-11 所示，使其圆顺无台阶，且冠的厚度不能低于 1.2mm。

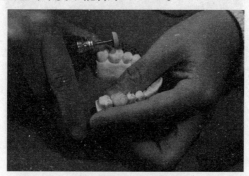

图 9-3-11　取弧度

（2）确定冠的长度。以对𬌗牙及邻牙为参考确定冠的长度，后牙的覆盖、覆牙𬌗约为 1.5mm。

（3）修形态。参照邻牙用薄砂片在颊舌面雕刻发育沟，如图 9-3-12 所示，用轮状绿砂石修整修复体外形及颈缘形态，如图 9-3-13、图 9-3-14 所示。

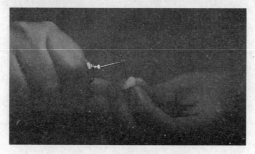

图 9-3-12　雕刻发育沟

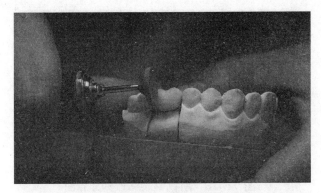

图 9-3-13　修整外形

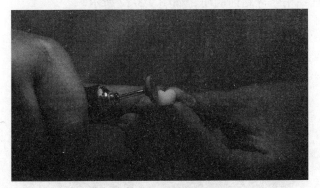

图 9-3-14　修整颈缘

（4）雕刻牙殆面包括以下 2 步。

①用倒锥金刚砂磨头或柱状钨钢裂钻雕刻牙殆面的发育沟、窝、牙尖嵴，如图 9-3-15 所示，修整后牙殆面的窝沟要明显且圆顺。

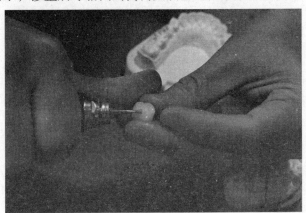

图 9-3-15　用倒锥雕刻牙殆面

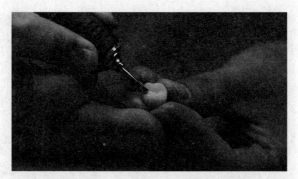

**图 9-3-16　用钨钢裂钻雕刻牙𬌗面**

②用小球钻精修牙𬌗面的嵴，如图 9-3-17 所示。

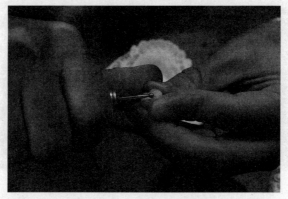

**图 9-3-17　精修牙𬌗面的嵴**

（5）仿真雕刻。选用金刚砂小球钻，参照邻牙及同名牙，模仿天然牙的磨损状态，在修复体唇颊面的颈部，仿真雕刻牙齿因磨耗而产生的横纹，如图 9-3-18 所示。

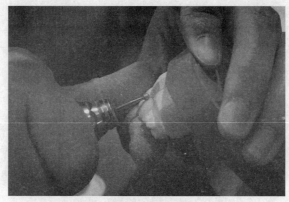

**图 9-3-18　雕刻颈部横纹**

（6）细打磨。用柱状细绿砂石或尖车针，精细打磨烤瓷冠表面，如图9-3-19所示，使其光滑平顺，边缘无悬突，牙骀面观及颊面观修整完成，如图9-3-20、图9-3-21所示。

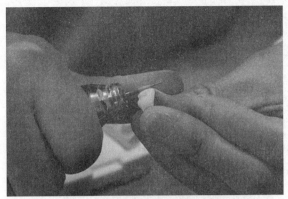

图 9-3-19  用尖车针精细打磨烤瓷冠表面

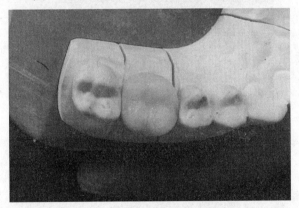

图 9-3-20  形态修整完成的牙骀面观

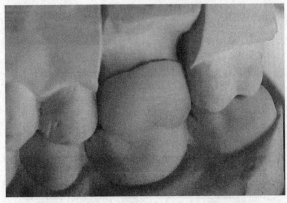

图 9-3-21  形态修整完成的颊面观

129

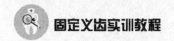
# 单元四　上釉染色技术

## （一）清洁

用超声波清洗机清洗烤瓷冠，取出后自然干燥。

## （二）检查

对烤瓷冠检查（如图 9-4-1 所示）包括以下几点。

（1）瓷层是否有气泡。

（2）冠边缘及组织面密合度。

（3）邻接面密合度。

（4）冠表面应没有黑点、黑边、裂缝。

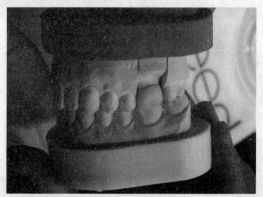

图 9-4-1　检查烤瓷冠

## （三）上釉

（1）用止血钳夹住烤瓷冠舌侧金属边。

（2）调拌釉液，如图 9-4-2 所示。按照先轴面、后牙𬌗面的顺序依次上釉。

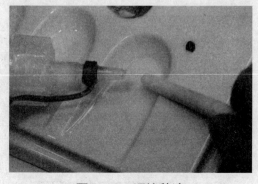

图 9-4-2　调拌釉液

（3）用釉笔蘸取少量釉液，轴面上釉（如图9-4-3所示）需从颈缘向牙耠缘均匀涂塑。

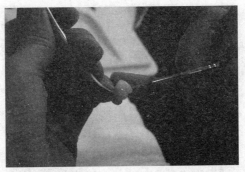

图 9-4-3 轴面上釉

（4）牙耠面上釉时，薄薄地涂塑一层，如图9-4-4所示。

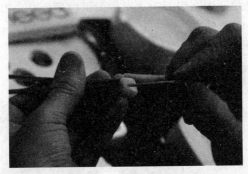

图 9-4-4 牙耠面上釉

（5）操作中注意防止颈部及窝沟处釉液堆积过厚。

**（四）染色**

（1）根据临床比色，如图9-4-5所示，参考邻牙和同名牙的色泽特征，选择染色剂。

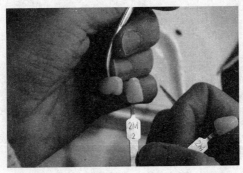

图 9-4-5 比色

（2）颈缘染色。用小毛笔蘸取少量染色剂，在颈缘线处，沿近远中向修正牙颈部的颜色，如图9-4-6所示。

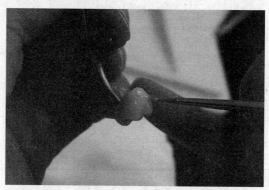

图 9-4-6　颈缘染色

（3）咬𬌗面染色。用回切刀尖挑取少量染色剂，点在牙𬌗面窝和点隙处，用刀尖向发育沟拉伸染色剂，如图9-4-7所示，进行咬𬌗面的润染着色，至此上釉染色完成，如图9-4-8所示。

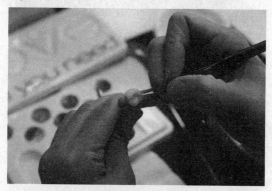

图 9-4-7　用刀尖向发育沟拉伸染色剂

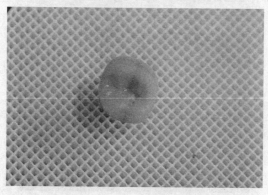

图 9-4-8　上釉染色完成

**（五）烧结**

（1）上釉染色后的烤瓷冠放入烤瓷炉，按照设定好的程序烧结（低于牙本质瓷烧结温度 20 ～ 60℃）。

（2）烧结后修复体在室温下冷却，再现天然牙的色彩和光泽，至此烧结完成，如图 9-4-9 所示。

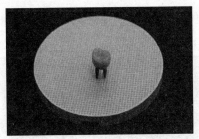

图 9-4-9　烧结完成

# 单元五　修复体最后的处理

**（一）喷砂**

去除冠组织面的金属氧化物，需进行喷砂（如图 9-5-1 所示）处理，使烤瓷冠边缘无黑边，此时喷砂完成，如图 9-5-2 所示。

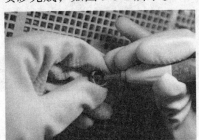

图 9-5-1　喷砂

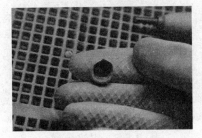

图 9-5-2　喷砂完成

注意：

（1）不宜对准一个地方喷。

（2）不能喷到瓷表面。

（3）唇颊侧组织面轻喷以防止崩瓷。

**（二）金属边抛光**

（1）先用绿砂石打磨金属点，从交界线向金属方向粗打磨金属，如图 9-5-3 所示，消除金瓷之间的台阶。

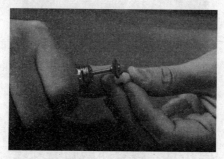

图 9-5-3　粗打磨金属

（2）再用绿柱对金属进行细打磨，如图 9-5-4 所示。

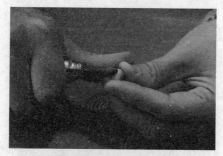

图 9-5-4　细打磨金属

（3）最后用毡轮蘸抛光膏抛光金属，如图 9-5-5 所示。

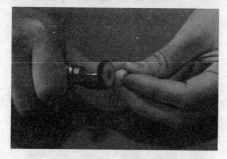

图 9-5-5　抛光金属

### （三）清洗

用蒸汽清洗机清洗烤瓷冠，如图 9-5-6 所示，使表面干净无污物。

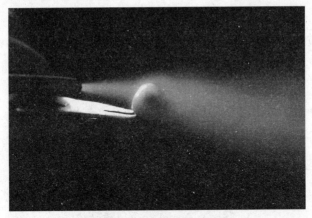

图 9-5-6　用蒸汽清洗烤瓷冠

### （四）消毒

烤瓷冠用 75% 酒精浸泡消毒，制作完成的烤瓷熔附金属全冠如图 9-5-7 所示。

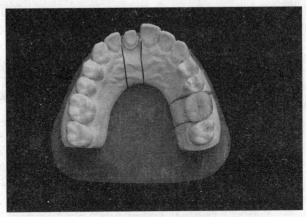

图 9-5-7　制作完成的烤瓷熔附金属全冠

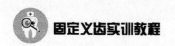

# 附　表

**实训项目所需器材**

| 实训项目 | | 器械 | 材料 |
|---|---|---|---|
| 实训一 | 可卸代型技术 | 模型修整机、舌侧修整机、代型打孔机、气枪、真空搅拌机、振荡器、石膏锯、胶枪、橡胶底座、橡皮碗、调拌刀、手术刀、探针、砂纸、技工打磨机、大号球钻、小号球钻、裂钻、放大镜、红笔、标记笔 | 硬石膏、502胶、分离剂、代型套钉 |
| 实训二 | 上牙𬒈架 | 吉儿巴赫半可调式牙𬒈架、胶枪、笔、皮筋 | 硬石膏、橡皮泥、热熔胶棒 |
| 实训三 | 数字化扫描技术 | 3Shape Dental System 设计软件、3Shape 模型扫描仪、电脑、胶枪 | 红蜡片、热熔牙胶棒 |
| 实训四 | 数字化义齿的设计 | 3Shape Dental System 设计软件、电脑 | — |
| 实训五 | 数字化义齿的制作 | 齿科铣削机床、齿科3D打印机 | 锆块、蜡型材料、树脂模型材料 |
| 实训六 | 包埋技术 | 量筒、天平、橡皮碗、调拌刀、真空搅拌机、铸圈、 | 洗蜡水、磷酸盐包埋材料 |
| 实训七 | 铸造技术 | 茂福炉、离心铸造机 | 镍铬合金、坩埚 |
| 实训八 | 金属基底冠打磨抛光技术 | 喷砂机、微型技工打磨机、各种磨头、蒸汽清洗机 | 80目金刚砂 |
| 实训九 | 瓷修复技术 | 喷砂机、蒸汽清洗机、超声波清洗机、烤瓷炉、止血钳、塑瓷笔、调拌刀、玻璃板、回切刀、技工打磨机、比色板、轮状柱状绿砂石、尖细金刚砂砂石、薄砂片 | 各种瓷粉、染色剂、氧化铝砂、红色咬𬒈纸、金属抛光膏 |